Natürlich bin ich gesund

Ludwig Anderson

Jedem Menschen sei es freigestellt sein Leben zu gestalten. Jeder ist für sein Handeln selbst verantwortlich. Letztendlich sollte jedes neue Gedankengut und seine Ausführung stets vom eigenen Menschenverstand geprüft werden. Die Informationen in diesem Buch entstanden durch persönliche Erfahrung oder Erfahrungen anderer. Ich spreche hiermit deutlich aus, dass ich für das hier Geschriebene und die Anwendung dieser Inhalte keine Haftung übernehme.

Natürlich
bin ich
gesund

Ludwig Anderson

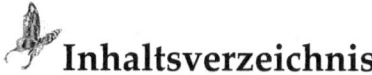 # Inhaltsverzeichnis

Vorwort

Dieses Buch stellt eine Gesundheitslehre dar, die simpel und klar aus dem Leben stammt. Sie basiert auf Praxiserfahrungen meiner Lehrer und mir.
Es ist dafür gedacht, den einzelnen Menschen dazu anzuleiten, Gesundheit und Wohlbefinden zu erlangen.
Insbesondere soll es den Menschen Mut machen, die sich derzeit mit einer körperlichen oder seelischen Erkrankung auseinandersetzen und einen dauerhaften Weg zur Heilung suchen.
Prävention ist die beste Medizin – daher soll das hier Geschriebene auch ein Wegweiser für Menschen sein, die gesund und bewusst leben wollen.
Selbst als Akademiker ausgebildet, erfuhr ich schnell die Grenzen der alten Wissenschaft und spürte, dass es fern davon andere, weitaus bedeutendere Ebenen von Intelligenz gibt – feinere Ebenen.
Oft wird durch zu viel Wissen der Blick für das Essentielle verstellt.
Im Zeitalter des Bewusstseinswandels hoffe ich zugleich das Bewusstsein in unserer Gesellschaft weiter anzuregen und damit insbesondere Menschen und Tieren aus ihren chronischen Leiden zu befreien.

Das Leben ist schön. Du wirst es spüren.

9

1. Einleitung

Dieses Buch ist ein Buch, dass auf eigener Erfahrung beruht. Es ist geprägt von meiner eigenen Geschichte auf der Suche nach Gesundheit, sowie eine Weitergabe und Verarbeitung der Erfahrungen meiner Lehrer.
Wie bin ich dazu gekommen dieses Buch zu schreiben?
Zunächst einige Worte zu mir.

All dies zu erleben, was Du nun lesen wirst, war zu Beginn keine ganz freiwillige Entscheidung. Ich wurde zunächst schon ein bisschen wachgerüttelt. Mehr dazu gleich.
Heute liebe ich es, diesen Weg zu gehen, den ich hier beschreiben werde und mache dies von ganzem Herzen. Ich fühle mich aufgehoben und bereichert.
Ich bin zufriedener und glücklicher als ich es jemals zuvor war.
Früher war ich ein kranker und unglücklicher Mensch.
Viele körperliche Leiden und Sorgen machten mir das Leben schwer.
Mit 24 Jahren konnte ich meinen Körper schließlich nicht mehr bewegen. Ich saß im Rollstuhl. Meine Gelenke und Muskeln konnte ich nicht mehr strecken, mein ganzer Körper schmerzte und brannte. Ich war sehr krank.

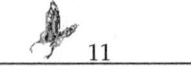

Ich machte viele Therapien und nahm starke Medikamente.

Ich war jedoch ein junger Mensch, der sich noch voller Humor dachte: „Da hast Du Dir ja nun schon wieder etwas eingefangen...".

Zu diesem Zeitpunkt hatte ich bereits einige Krankheiten hinter mir.

Ich überließ mich also wie immer im vollen Vertrauen den Ärzten und glaubte an die Medizin. Ich war ja schließlich dabei, selber einmal Akademiker zu werden und hatte keinen Zweifel an der modernen Wissenschaft.

Ich war der festen Ansicht, dass mir schon geholfen wird.

Später erkannte ich, dass dies eine sehr passive Herangehensweise an Heilung und Gesundheit war, mit der ich nicht weit kommen konnte.

Die Monate vergingen und es ging mir nicht besser. Langsam verschwand auch mein Humor der Sache gegenüber und das tägliche und nächtliche Leid hinterließ auch Spuren in meiner Seele. Mein Glaube an die Macht der Wissenschaft fing an, kleine Kratzer zu bekommen.

Aus den Monaten wurden Jahre. Es war ein Albtraum. Immer noch dachte ich mir: „Mir wird schon geholfen werden" und so ging es von einer Therapie zur nächsten. Bei Schulmedizinern und Heilpraktikern suchte ich Rat und Hilfe.

Viele ihrer Maßnahmen brachten mir zunächst ein wenig Erleichterung in meinem Leid, aber auflösen konnten sie es nicht. Es ging mir weiterhin schlecht und die Nebenwirkungen der Tabletten hinterließen ihre Spuren. Ich hatte stärkste Schmerzen und oft Fieber. Ich fühlte mich sehr krank und konnte nicht schlafen. Immer mehr häuften sich dazu weitere Begleiterkrankungen. Ich fühlte mich ausgebrannt und depressiv. Ich war zu einem körperlichen und seelischen Wrack geworden. Zuletzt konnte ich meine Situation nur noch mit schwersten Medikamenten ertragen, sonst hätte ich meinem Leben ein Ende bereitet. Ich dachte mir: „Wenigstens ein paar Jahre kürzer, aber dafür etwas leben, das ist immer noch besser, als gar nicht zu leben." Wie schade um dieses schöne Geschenk des Lebens!

Aber die Situation schien mir mehr als aussichtslos.

Doch alles was lebt ist stets im Wandel und so sollte es auch bei mir sein. Zum Zeitpunkt der Wende aus diesem Teufelskreis waren viele Jahre des Leidens vergangen. Ich war 31 Jahre alt und nahm als Mindestmaß ca. 1500 Tabletten pro Jahr. Ich wollte diese nicht einnehmen und hielt die Dosis so gering ich konnte. Ich hatte insgesamt bereits über 10.000 Tabletten genommen in all den Jahren.

Es wurde Zeit, höchste Zeit, wenn ich noch mit dem Leben davon kommen wollte. Glücklicherweise traf ich

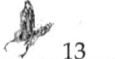

zu diesem Zeitpunkt Menschen, die mich positiv beeinflussten und inspirierten. Sie brachten mich auf
einen einschlägigen Pfad der Heilung. Hierbei möchte
ich insbesondere die Gesundheitslehre des freien
Denkers Franz Konz hervorheben. Ein großer Teil
dieses Buches ist durch sein Lebenswerk inspiriert.

Lasst uns nun folgende Fragen stellen:
Wie kann man dauerhaftes Wohlbefinden oder sogar
Heilung erreichen? Was muss dafür konkret beachtet
und umgesetzt werden?
Nur Mut – es ist möglich und es kostet nichts. Du
brauchst dafür niemanden und bist völlig unabhängig.
Du wirst Dich gut fühlen und eine hohe Lebensqualität
erlangen.

2. Die Vorbereitung

Womit soll man beginnen, damit man natürlich gesund ist?

Zunächst ist es wichtig, sich selbst und sein Leid anzusehen und es ernst zu nehmen. Tue Deine Krankheit und Dein Leben nicht so einfach ab und schaue genau hin.

Falle dabei aber nicht in Selbstmitleid und jammere Deinen Mitmenschen vor allem nicht die Ohren voll. Es ist Zeit, dass Du nun selbst aktiv wirst und Deine Genesung in Deine eigenen Hände nimmst!

Aber dafür musst Du Dich selbst und Deine Belange auch ernst nehmen – insbesondere vor Dir selbst. Wenn Du Dich nicht selber ernst nimmst und akzeptierst, wie sollen Dich dann andere Menschen ernst nehmen und akzeptieren?

Insbesondere wenn Du schwer krank bist, nimm Dich wichtig. Deine Gesundheit hat nun Priorität. Es ist höchste Zeit, dass Du Dich jetzt aktiv um Dich kümmerst.

Fälle eine klare Entscheidung und bleibe dabei.

Öffne die Augen und schaue Dir an, wie Du lebst und wie es Dir geht.

So kann es doch nicht weiter gehen.

Willst Du wirklich weiterhin so vor Dich her vegetieren?
Schau es Dir genau an.

Ist es nicht an der Zeit endlich mal für Dich selbst zu sorgen und Dir, Deinem Körper und Deiner Seele das zu geben, was sie wirklich brauchen?
Vielleicht weißt Du derzeit nicht, wie Du das bewerkstelligen kannst. Oder es war stets etwas anderes wichtiger oder vielleicht Andere?
Die innere Haltung sich selbst gegenüber ist eine wichtige Haltung zur Ermöglichung von Heilung. Sich selber ernst nehmen, wird sich mehr und mehr in Selbstliebe umwandeln und diese Liebe wird sich dann auch auf andere Mitmenschen, Tiere und Pflanzen ausweiten.

Auch wirst Du etwas Geduld brauchen.
Wir wollen uns gerne über die natürlichen Zeitabläufe hinwegsetzen, die nun mal so sind wie sie sind – natürlich eben.
Oft wollen wir so schnell wie möglich eine Lösung haben. Wir wollen natürliche Zeitabläufe nach unseren Wünschen umformen.
Meistens geht es darum Zeitabläufe zu beschleunigen.
Manches aber, so wie zum Beispiel unseren Alterungsprozess, wollen wir verlangsamen.

So wie es unserem Willen beliebt, soll alles passieren. Wenn das nicht geht, dann helfen wir nach, bis es geht, sei es auch mit Gewalt. Dann setzen wir Gewalt an unseren Körpern und unseren Seelen an. Wir stopfen sie mit schnellen Pillen zu, um zu funktionieren und fahren trotz Unwohlsein weiter auf der Überholspur, statt den natürlichen Vorgängen und Abläufen Zeit und Raum zu geben.

„Aber, aber....." schreit es da in Dir auf.

„Ich muss doch."

„Ich kann doch nicht......."

Na ja, aber wenn Du so weitermachst, dann kannst Du irgendwann vielleicht gar nichts mehr. Pass also stets gut auf Dich auf.

Was genau wird denn passieren, wenn Du den Dingen mehr Zeit einräumst?

Denke nach.

Was wird passieren, wenn Du damit beginnst mehr den Signalen Deines Körpers und Deiner Seele zu folgen?

Wovor genau hast Du Angst?

Hast Du Angst vor weniger Einkommen?

Hast Du Angst davor, Deine Freunde zu verlieren und Deine Familie zu enttäuschen, weil Du weniger Zeit hast?

Du wirst vielleicht etwas „Wichtiges" verpassen?

Ich frage Dich jetzt, was sind Deine Prioritäten?

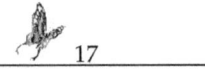

Natürlich hat der Tag nur 24 Stunden. Bedenke wohl wie Du diese verbringst.

Vielleicht profitierst am Ende nicht nur Du, sondern auch Dein Berufsleben und Deine Mitmenschen davon, wenn es Dir besser geht!

Meinst Du, Du wirst wirklich verhungern und verdursten, wenn Du Dir und den Dingen mal etwas mehr Zeit einräumst?

Manchmal kann weniger mehr bedeuten.

„Aber nein, das geht nicht."

Du musst.

Du musst aber....

„Und überhaupt.... ein Unding so etwas!"

Vielleicht wirst Du etwas loslassen müssen, und dann spüren, dass dies sogar gut war.

Vielleicht wirst Du stattdessen etwas Neues, etwas Anderes dazu gewinnen, was Dich vielleicht noch mehr bereichert? Vielleicht kommt stattdessen etwas viel Besseres in Dein Leben – etwas, was Du jetzt noch gar nicht kennst; etwas, wovon Du noch keine Vorstellung hast und es daher nicht für möglich hältst.

Um neue Dinge in Dein Leben hineinlassen zu können, musst Du erst einmal Platz schaffen. Das bedeutet, Du musst andere Dinge aus Deinem Leben entfernen. Wo sonst soll etwas Neues hin?

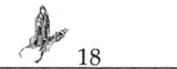

Na, wenn du wirklich krank bist, hast Du wahrscheinlich sowieso keine andere Wahl.
Du bist schon ganz unten angekommen und hast nichts mehr zu verlieren, oder?

Die meisten Dinge brauchen ihre Zeit.

Schau Dir mal an, wie lange es dauert, bis ein Apfel gereift ist.
Zunächst muss der Baum wachsen und gedeihen. Dann, in einem Frühling werden die Blüten bestäubt. Dennoch vergehen viele Monate bis ganz langsam und bedächtig im Herbst der Baum seine Früchte trägt. Aber wie lecker und saftig der Apfel dann schmeckt, und so voller Lebenskräfte!
Unser Körper ist nichts anderes als ein weiterer von der Schöpfung perfekt eingerichteter Organismus. Traue ihm zu, dass er dazu in der Lage ist, sich selbst wieder ins Gleichgewicht zu bringen, vorausgesetzt Du lässt ihn auch!
Schau Dir die Abläufe in Deinem Körper an. Was macht er, wenn Du Dich schneidest und blutest oder wenn Du Dich verschluckt hast? Denk an all die Dinge, die er automatisch macht, am Tage und in der Nacht. Er atmet und verdaut. Ständig bildet er neue Zellen. Ja, nun sag mir nicht, dass er nicht intelligent ist! Müssen wir da wirklich kommen und meinen, wir wüssten es besser?

Es gibt Regeln und Gesetzmäßigkeiten, denen er folgt und an die er sich gnadenlos hält.
Er ist perfekt eingerichtet.
Aber diese Gesetze hat nicht der Mensch aufgestellt, sondern einzig und allein die Natur. Du bist ein Wunderwerk der Schöpfung. Störe Deinen Körper nicht stets in seinem Bestreben Gleichgewicht her-zustellen und handele mehr nach den natürlichen Ge-setzmäßigkeiten.

Diese sind leider nicht immer so, wie wir es wollen.

Krankheit und Leid zeigen Dir, dass etwas von Deiner Lebensweise Deinem Organismus nicht passt.
So wie Du lebst oder etwas, was Du tust, bringt ihn aus seinem Gleichgewicht. Er kann mit Deiner Lebensweise nicht mehr gut funktionieren und versucht dies mit seinen Möglichkeiten auszugleichen. Damit schickt er Dir automatisch Alarmsignale: „Achtung, Achtung, wenn Du so weitermachst, ist unser Überleben bedroht."
Gefühle des Unwohlseins sind keine Dinge die es zu bekämpfen gilt, sondern frühzeitige Botschaften Deines Körpers, gleich denen eines Freundes.
Höre hin.
Schaue nicht darüber hinweg.
Es ist Dein Leben.

Auch wenn Du dies nicht tust und so weitermachst wie bisher, Dein Körper folgt den natürlichen Gesetzen, die ihn steuern.

Er reagiert auf Deine Lebensweise.

Sitzt du viel, bekommst Du irgendwann Rückenschmerzen. Isst Du zu viele Süßigkeiten, bekommst Du vielleicht schlechte Haut. Hast Du zuviel Alkohol getrunken, musst Du Dich vielleicht übergeben.

Viele Symptome des Körpers sind leicht zu verstehen.

Zu Beginn versucht der Körper stets loszuwerden, was nicht in ihn hinein gehört. Irgendwann ist der Aufwand und Preis jedoch zu hoch. Du könntest nicht überleben, wenn Du Dich ständig übergeben würdest.

Der Körper findet eine andere Lösung, um weiterhin überleben zu können – irgendwie.

Sogenannte Krankheiten sind in erster Linie Rettungsversuche Deines Körpers in Form von gestarteten Heilungs- und Aufräumprozessen.

Vergiss nicht, Dein Körper ist sehr intelligent!

Was ist, wenn Du müde bist?

Dann muss sich Dein Körper oder auch Dein Geist vielleicht ausruhen und braucht eine Pause – vielleicht auch um innerlich etwas zu verarbeiten oder wiederherzustellen.

Was ist Falsches daran?

Du bist keine Maschine, auch wenn Du von vielen Maschinen umringt sein magst.

Vielleicht hast Du nie auf Deinen Körper gehört und ihn innerlich verkommen lassen.

Vielleicht wusstest Du es auch nicht besser.

Dann ist es wahrscheinlich, dass immer mehr Krankheiten auf Dich zukommen können, was ich Dir nicht wünsche.

Aber genauso wie Du möchte auch Deine Lebensenergie nicht auf einer Müllhalde wohnen.

Dann heißt es, diese bösen Viren und jene bösen Bakterien. Aber in der Natur, und davon sind wir ja auch nur ein Teil, haben auch diese eine wichtige Funktion: die Zersetzung von Dingen, die nicht mehr brauchbar sind und nicht mehr funktionieren.

Ein bekannter Spruch in der Heilmedizin ist: „Es gibt keine bösen Bakterien und Viren, sondern auf den Nährboden kommt es an."

Schaffe einen guten Nährboden in Dir und Du hast weniger ungebetene Gäste, da es dann auch nicht viel zu Zersetzen gibt.

Das klingt hart, aber in der Natur gibt es keine Bewertung.

Die Dinge sind völlig wertfrei.

Sie sind so wie sie sind.

Nun stellt sich die Frage, wenn wir mit unserer derzeitigen Lebensweise nicht gesund oder glücklich sind, was können wir verändern?

Und: Wollen wir etwas verändern? Wie sieht eigentlich eine Lebensweise aus, die sich mehr an die natürlichen Gesetzmäßigkeiten von Körper und Seele annähert?

Wie können Dein Körper und Deine Seele harmonisch arbeiten und wieder zu Einstimmigkeit kommen? Wie können alle Zellen ihre ganz eigene, von der Natur fest und perfekt einprogrammierte Funktionsweise ausführen?

Natürlich geht dies nur, wenn Körper und Seele auch so leben, wie es von der Natur urgemäß für sie vorgesehen ist und einprogrammiert wurde.

So sagte mein Lehrer Franz Konz gerne: „Es gibt keine Krankheiten, sondern nur falsche Lebensweisen."

Wie wir das genau umsetzen können, auch in unserer heutigen Zeit, dazu kommen wir bald.

3. Wir sind unsere Natur

Unser derzeitiges Zeitalter ist stark von Theorien und Technik geprägt. Dennoch, wir sind lebendig, so wie auch alles andere der Natur lebendig ist.

Wo ordnest Du Dich eigentlich auf unserem Planeten ein?
Vergiss nicht, Du bist keine Maschine, von der Du im Alltag umgeben bist. Du bist lebendig und damit ein Teil des Ökosystems Natur.
Schau Dir die Natur mal etwas genauer an.
Mach dies vielleicht beim nächsten Mal, wenn Du nach draußen gehst und etwas Natur siehst. Schau Dich genauer um und gehe nicht in Gedanken verstrickt daran vorbei. Schau Dir bewusst die Pflanzen, Bäume, Sträucher, Blumen und Unkräuter, sowie die Tiere darin an.
Wie erstaunlich greift doch eines ins andere in einem perfekt abgestimmten Ökosystem! Ist dies nicht ein Wunderwerk, das einen zum Staunen bringt?
Jeder Organismus hat seine ihm zugewiesene Lebensweise, die er ganz natürlich einhält und ausführt – ohne sich zu beschweren oder aus der Reihe zu tanzen, vorausgesetzt der Mensch greift nicht ein.
Alles ist perfekt.

Nehmen wir mal ein einfaches Beispiel. Die Biene fliegt von Blüte zu Blüte, um sich zu ernähren. Dies ist von der Pflanze gewollt und wird durch Signalfarben ihrer Blüten wie Rot und Gelb gezeigt: „Hallo, hier bin ich. Komm her zu mir." Denn so sorgt die Biene ganz nebenbei auch für die Pflanze, in dem sie durch das Weitertragen des Blütenstaubes zur Bestäubung und damit zum Weiterbestehen dieser Pflanzenart beiträgt. Dies kann auf verschiedene Weise passieren. Manche Pflanzen lassen Früchte wachsen, welche wiederum attraktive Farben haben und damit andere Tiere, wie Vögel und Säugetiere anlocken. Diese wiederum verspeisen die gewachsenen Früchte und tragen dann später durch die Ausscheidung der Samen an anderer Stelle auf unserer Erde zur Vermehrung der Pflanze bei.

So hat nicht nur die Pflanze etwas davon, sondern auch die Tiere sind satt und zufrieden und ziehen weiter ihres Weges.

Alles und jeder hat seinen Platz in dieser Schöpfung.

Ich frag noch einmal: Wo ist eigentlich unser Platz?

Es ist erstaunlich. Jedes kleinste Lebewesen bis zu den Viren hat seinen Sinn und Zweck.

Nehmen wir einmal die Ameisen, die wir als so lästig empfinden, als Beispiel.

Es ist toll dabei zuzusehen, was sie da eigentlich treiben. Schau mal, vielleicht erkennst Du, wie sie durch ihre Lebensweise die Erde säubern und aufräumen, in dem sie alles Tote und Kaputte zerkleinern und forttragen. Es gibt sogar Bäume, die mit Ameisen in Symbiose leben. Die Ameisen halten den Baum und sein ganzes Umfeld sauber und wehren Eindringlinge ab. Der Baum wiederum gibt ihnen Lebensraum und Nahrung.

Geh nur nach draußen und schaue genau hin. Wo Du auch hinguckst, Du erkennst von Tag zu Tag etwas Neues. Du darfst Dich daran erfreuen! Die Schöpfung ist voller Harmonie, Symbiose und Perfektion und wir sind ein Teil davon, auch wenn wir das vielleicht vergessen haben. Wieso sollte das auch ausgerechnet bei uns anders sein?

Die Schöpfung folgt einem komplexen Regelwerk und handelt nach ihren ureigenen Gesetzen. Daran kann nichts und niemand, auch nicht der Mensch, etwas ändern. Die Natur ist perfekt und sorgt für alle Organismen. Sie ist stark. Die ureigenen Naturgesetze haben jedes Leben entstehen lassen und sind gewiss nicht von uns Menschen erschaffen worden.

Wir jedoch dachten uns, aus unserer Bequemlichkeit heraus, Herr über die Natur werden zu wollen, sie zu beherrschen oder auch auszubeuten.

Wir sind wichtig, ja. Aber wir sind genauso wichtig wie ein Käfer oder eine Ameise. Die Schöpfung macht keinen Unterschied in der Behandlung ihrer Geschöpfe. Alles ist Teil der Schöpfung und hat seine Bedeutung.

Ja, Deine Wichtigkeit auf dem Planeten ist die Gleiche wie die eines Käfer oder einer Ameise. Bei unserer heutigen Lebensweise würde ich sogar sagen, dass sie sogar noch wichtiger sind als wir. Sie halten sich wenigstens an ihre zugewiesene Lebensweise und zerstören damit unsere Erde nicht, so wie der Mensch, der als einziger Organismus meint aus der Reihe tanzen zu können.

Gehe in die Natur hinein.

Du wirst ganz klein in ihr und doch bist Du mit ihr verbunden. Du bist Natur.

Und obwohl wir die Schöpfung so schlecht behandeln, sorgt sie weiterhin für uns, indem sie uns und allen anderen Geschöpfen Energie, Sonne, Wasser, Licht und damit Nahrung und Wärme gibt. Wenn wir sie doch nur so lassen würden!

Sie ist voller Liebe und hat so viel zu geben.

Auch wenn dies gegen Deine Wunschvorstellung und Bildung gehen sollte – eines steht fest: Nichts, aber auch gar nichts kann sich über die Gesetze des Lebens heben.

Wir versuchen tausend Dinge zu erfinden, die uns am Ende – meist kommt es erst etwas später heraus – doch nur immer mehr Probleme verursachen. Warum nicht gleich in Harmonie und nach den Gesetzen der

Schöpfung leben, so wie alle anderen Lebewesen auch? Ich sage immer, die Natur braucht nur einmal kräftig auszuatmen und wir sind alle weg! Insbesondere am Beispiel der sogenannten Natur katastrophen ist ganz simpel zu erkennen wie klein und machtlos wir doch sind. Einmal kräftig ausgeatmet – ein Sturm, ein Erdbeben, ein Meteoriteneinschlag – meinst Du, das ist für die Natur anstrengend? Ich glaube nicht.

Das Leben auf dem Planeten, ja selbst im Weltraum, kann in jedem einzelnen Augenblick zu Ende sein, wenn die Schöpfung das will. Und Du bist vollkommen machtlos dagegen.

Werde endlich demütig und halte Dich an die Gesetzmäßigkeiten der Schöpfung. Sie ist weiser und intelligenter als es je ein Mensch auf dieser Erde sein kann. Sie ist Urheber der Naturgesetze und hat alles perfekt eingerichtet, so dass die Dinge funktionieren können.

Die Gültigkeit ihrer Gesetze ändert sich nicht. Sie sind verbindlich und unvariabel, im Gegensatz zu den Einsichten der Menschen, die sich von Jahrhundert zu Jahrhundert, ja manchmal von Jahr zu Jahr ändern. Und doch gehen wir den sogenannten Gelehrten immer wieder auf den Leim und denken: „Ja, jetzt haben sie es herausgefunden. Das Geheimnis, das Mysterium ist gelüftet!" Das aktuell als richtig deklarierte soll nun für alle Menschen Gültigkeit haben, bis – ja bis es sich dann irgendwann als falsch herausstellt.

Dann hat nämlich etwas Neues Gültigkeit gefunden und alle Menschen nicken in voller Zustimmung, ohne es selbst mit klarem Geist überdacht und überprüft zu haben.

Scheint Dir das nicht auch ein bisschen komisch vorzukommen, wenn Du genauer darüber nachdenkst?

Wir werden nicht die Möglichkeiten haben uns wichtiger und größer zu machen als die Gesetze und Kräfte der Natur.

Sieh es ein und übe Dich in Ehrfurcht.

Der Versuch in die Geheimnisse der Schöpfung vorzudringen und insbesondere dieser gar Herr zu werden, das sind Hirngespinste von verkopften und verirrten Menschen.

Halte dich an die Regeln und lebe im Einklang mit der Natur, so wie alle anderen Organismen es auch tun. Du bist keine Ausnahme.

Lies es noch einmal genauer durch.

Du bist keine Ausnahme.

Wieso solltest Du auch?

Verlasse Deine alten Sichtweise, etwas Besonderes in der Schöpfung zu sein, eine Sonderstellung zu haben.

Was wissen wir schon?

Kann die Medizin chronisch Kranke wirklich heilen und gesund machen?

Du glaubst immer noch daran, dass ein Wunder passieren wird?

So viele Gelder werden in Forschung und Wissenschaft verpufft – und doch, im Endeffekt ändert sich eigentlich nichts. Die Leute haben immer noch Rheuma, sterben an Krebs und bekommen reihenweise Herzinfarkte und Reizdarmsyndrome. Nichts hat sich geändert, außer eine Verlagerung des Leids und eine angenehmere Ausschmückung in den Statistiken.

Es wird sich auch nichts ändern. Es werden immer wieder neue Dinge erscheinen, die „bekämpft" werden müssen. War dies nicht stets der Fall?

Auf diesem Weg wird sich nichts ändern. Wir müssen einen vollkommen anderen Weg einschlagen. Wir müssen umkehren aus der Einbahnstrasse, die uns als Autobahn verkauft wird.

Ich wiederhole noch einmal: Du hast in dieser Schöpfung keine Ausnahmefunktion.

Du denkst, was Du sehen und hören kannst, ist alles, was existiert?

Es gibt sogar Tiere – ja, diese „niederen" Geschöpfe – die mehr zu sehen und hören vermögen als wir.

Sie können Laute hören und Dinge sehen, die wir mit unseren Sinnen gar nicht wahrnehmen können. Es ist also stets noch mehr existent um uns herum, auch wenn wir es nicht mit unseren Sinnen erfassen können. Was haben wir für Augen? Gehe einmal nachts allein in die Natur, ohne eine Taschenlampe. Probiere es einmal ganz praktisch aus. Dann wirst Du sehen wie mächtig Du bist. Wenn ich manchmal durch die Natur streife, kommen mir viele interessante Gedanken.

Einmal war ich im Wald und sammelte meine Pflanzen. Ich sah auf dem Waldboden diesen Käfer, der in dem für ihn wahrscheinlich unsagbar großem Wald herumlief. Ich dachte mir, wie interessant, vielleicht sind wir auch wie der Käfer hier. Er hat sicherlich noch nie ein Auto oder Menschen gesehen. Er weiß davon nichts und geht davon aus, dass das was er wahrnimmt, das einzige ist, was existiert.

Vielleicht sind wir auch wie ein Käfer und wuseln in unserer eigenen kleinen Welt herum in dem festen Glauben, es existiert nur das. Vielleicht sind wir auch zu klein um etwas anderes wahrzunehmen, auf welcher Sinnesebene auch immer.

Was wissen wir schon, was zwischen Himmel und Erde und darüber hinaus noch alles existiert?

Wir wissen nichts.

Wir können nicht wahrnehmen, was noch alles um uns herum existiert oder existieren könnte.

Es geht also vor allem darum, zu erkennen, dass wir lebendige Wesen sind, die im großen Ökosystem der Natur fest eingebettet sind. Wie alle anderen Organismen sind auch wir ihren Gesetzmäßigkeiten und Regeln unterworfen – im Sinne des großen Ganzen.

Die Abkehr unseres Lebens von den Gesetzmäßigkeiten der Natur bringt jedoch nicht nur auf unverantwortliche Weise dem Planeten und den darauf lebenden Wesen Schaden, nein, sie bringt auch Dir ganz persönlich Schaden. Sie bringt Dir Leid und Krankheit.

Lasst uns also wieder mehr auf die Gesetzmäßigkeiten und Regeln der Schöpfung hören und nach ihnen leben. Lasst uns unserem Platz in ihr annähern.

4. Eine artgerechte Lebensweise

Nun kommen wir zur Erläuterung und praktischen Umsetzung davon, wie wir unsere Lebensweise wieder mehr an die Gesetze der Natur annähern und somit Wohlbefinden und Klarheit erlangen können.

Es gibt bereits sehr viele gute Ansätze, um etwas für seine Gesundheit und sein Wohlergehen zu tun. Es werden die verschiedensten Dinge empfohlen. So gibt es viele Empfehlungen auf der Ebene der Ernährung. Es gibt Anregungen zu Rohkost, vegetarischer Ernährung und andere Ernährungsweisen. Immer mehr Menschen interessieren sich auch für die Essbarkeit von bestimmten Wildpflanzen.

Von anderen Experten werden Hinweise dafür gegeben, dass es wichtig ist, sich ausreichend und viel zu bewegen. Die verschiedensten Bewegungsprogramme werden angeboten, um für seine Gesundheit zu sorgen, sei es Yoga, Nordic Walking oder der Besuch eines Fitnessstudios.

Auf der seelischen Ebene gibt es unzählige weitere Ansätze, die in kein einzelnes Buch passen würden. Man kann verschiedene Entspannungsverfahren lernen, Beratung in Anspruch nehmen oder esoterische Herangehensweisen wählen.

Aus vielen dieser Angebote kann jeder etwas für sein Leben mitnehmen. Es fehlt jedoch meist eine ganzheitliche Herangehensweise auf allen Ebenen, die Teil einer alltäglichen Lebensweise ist und nicht nur eine Therapiestunde nebenbei. Deshalb wird oft das erwünschte Ziel von langfristiger Gesundheit und Ausgeglichenheit nicht erreicht und der Mensch bleibt weiter auf der Suche.

Wir sind ein höchst komplexer Organismus, der perfekt abgestimmt ist. Eines greift ins andere, so wie es in der gesamten Natur ist. Wir sind nur ein kleiner Ausschnitt davon und doch ganz darin eingebettet. Das eine funktioniert nur mit dem anderen. Um Gesundheit und wirkliches Wohlbefinden zu erreichen, müssen alle Ebenen – Ernährung, Bewegung, Seele und Geist – zusammen ins Gleichgewicht gebracht werden. Unsere Gesundheit hängt von all diesen Ebenen ab und jede Ebene hängt wiederum von allen anderen Ebenen ab. Im Folgenden werde ich nun einige Informationen über diese Ebenen geben. Möchtest Du diese Dinge in Deinem Leben anwenden, so integriere alle vier Ebenen, die ich hier beschreiben werde, und nicht nur eine, in Deine Lebensweise.
Ich beginne nun damit, eine der vier Ebenen der natürlichen Lebensweise zu erläutern. Wie soeben erwähnt, ist dieser Teil mit allen anderen Ebenen,

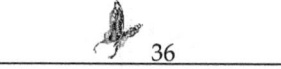

welche an späterer Stelle beschrieben werden, im Ganzen zu betrachten.

I. Artgerechte Ernährung

Stell Dir vor, die Geschöpfe unserer Erde kommen in diese Welt und alles ist bereits für sie da. Es ist eingerichtet, wo sie ihre Nahrung finden, wo sie schlafen und wie sie für das Weiterbestehen ihrer Art sorgen können. Es ist ausreichend für sie gesorgt.

Im Vergleich zum Bestehen unseres Planeten, der Existenz von Flora und Fauna, gibt es die erschaffenen Kulturen der Menschen nicht gerade lange. Irgendwie jedoch hat sich der Mensch in den Kopf gesetzt eine Sonderstellung in der Schöpfung einzunehmen. Der Glaube daran, dass der Mensch etwas Besonderes sei, wurde insbesondere in der westlichen Welt von Generation zu Generation mit Macht, Religion und Angst durchgesetzt und weitergetragen.

Die Schöpfung aber sorgt für alle Lebewesen in gleichem Maße – vorausgesetzt, sie leben auch nach ihren Gesetzmäßigkeiten. Stell Dir vor, auch Du kämest in diese Welt und alles wäre bereits da. Stell es Dir einfach nur vor.

Alle anderen Lebewesen und Organismen können ohne neue Erfindungen von unserem Planeten leben – so wie sie sind und mit dem was sie vorfinden. Sie bleiben in ihrem natürlichen Verbund und folgen ihrem inneren Rhythmus.

Wieso können wir dies als einziger Organismus nicht?
Sollte das Leben für uns wirklich so bestimmt sein, so
wie wir es jetzt vorfinden?
Werden nicht auch wir von der Schöpfung geliebt und
in eine Welt hinein geboren, die auch für uns sorgt?

Schauen wir uns unsere nächsten Verwandten auf
diesem Planeten an – die Menschenaffen.
In der biologischen Systematik sind wir Menschen ein
Säugetier aus der Ordnung der Primaten. Die
Menschenaffen werden genauso wie wir in ein und
derselben Ebene als Primaten bezeichnet und in die
gleiche Familie wie auch wir, nämlich die der Menschenaffen, eingeordnet. Zu den Menschenaffen gehören unter anderen Schimpansen, Bonobos, Gorillas
und Menschen. Diese Einordnung auf gleicher Ebene
wurde vor einigen Jahrzehnten eingeführt, weil ge-
netische Vergleiche die Ähnlichkeiten nicht mehr abstreiten ließen. Früher wurde der Mensch in eine
Sonderfamilie eingeordnet. Dieses Gedankengut ist jedoch überholt und hat seine Gültigkeit verloren. Heute
gehören wir also ganz offiziell in eine Familie –
zusammen mit den anderen Menschenaffen.
Wie ernähren sich eigentlich unsere Verwandten, die
sogenannten Menschenaffen, in freier Wildbahn?
Und wie ernähren wir uns im Vergleich dazu?
Wie kann es nun sein, dass sich unsere nächsten Ver-

wandten so anders ernähren als wir dies tun? Und dann
geht es ihnen auch noch gut dabei! Sie lieben, lachen
und tollen herum und haben eine unglaubliche Fitness.
Ich meine damit nicht die armen Geschöpfe, die dazu
verdammt wurden im Zoo eingesperrt zu sein und ihre
Mahlzeiten vom Menschen verordnet bekommen. Ich
meine die wenigen Übriggebliebenen, die noch in ihrem
natürlichen Lebensraum vorzufinden sind.
Wieso sollte sich unsere Ernährung um so vieles unter-
scheiden?
Lassen wir die Frage zunächst noch offen.

Stell Dir also wieder vor, die Natur sei perfekt und hat
alles für Dich bereitgestellt.
Hat sie auch einen Kochtopf, eine Pfanne, einen Mixer,
eine Mikrowelle, einen Backofen und große Fabriken
für Dich bereitgestellt?
Kannst Du das in der Natur vorfinden?
Welcher Organismus auf dieser Erde findet so etwas
auf natürliche Weise vor?
Und wie lange herrschen schon die Gesetzmäßigkeiten
der Natur vor?
Wie lange herrschen dagegen menschliche Zivilisationen vor?
Versuche mal diese Dimensionen zu vergleichen und
dann fang an zu staunen. Frage Dich, wo die Wahrheit
und das Essentielle wirklich liegen.

Sicher, der Mensch und sein Erbgut gehen durch eine Form von Evolution, passen sich an und verändern sich. Das mag durchaus sein und ich weiß nicht, was in 500.000 Jahren aus uns wird. Wirklich schnell passieren diese evolutionären Veränderungen in uns sicher nicht. Es liegen zeitliche Gräben zwischen den rasanten technischen Veränderungen und der weiteren Ausbreitung unserer Zivilisation auf der einen Seite und den Veränderungen des eigentlichen Organismus Mensch auf der anderen Seite. In Wirklichkeit ist es so, dass Deinem Körper und Deiner Seele immer noch die gleiche Urprogrammierung innewohnt, wie sie unserem Organismus von der Natur als perfekte Lösung für das harmonische Leben auf dieser Erde – im Sinne von allen Erdbewohnern – mitgegeben wurde. Alles sollte bereits perfekt für uns sein auf dieser Erde.

Leider sehen wir das anders. Wir haben das Vertrauen in unsere Heimat Natur verloren. Wir bauen uns eine Gegenwelt, eine Zivilisation auf. Eigentlich wissen wir dies, denn aufgrund des Kontrastes unserer heutigen Lebensweise zu unserer eigentlichen Programmierung werden viele Krankheiten von heute bereits als sogenannte „Zivilisationskrankheiten" bezeichnet. Somit leuchtet es uns bereits ein, dass unsere heutige Lebensweise keine Lösung für eine dauerhafte Gesundheit ist – auch nicht für die Gesundheit unseres Planeten. Etwas kann daran nicht stimmen. Trotzdem ändern wir nicht viel daran. Würde unser Organismus unserer heutigen Lebensweise wirklich angepasst sein, so müsste unser Körper einen übergroßen Kopf besitzen und mehr in der Hüfte gebeugt sein, da wir weitestgehend sitzen und insbesondere unseren Kopf benutzen. Wir sehen aber so aus, dass wir im Normalfall aufrecht sind und unsere Gliedmaßen – insbesondere die Beine – den größten Teil unserer Körperproportionen ausmachen. Dass wir derzeit so aussehen, hat ganz bestimmte Ursachen und natürlich auch seine Folgen.

Zunächst aber stellt sich die Frage: In welchem Zusammenhang steht dies mit unserer Ernährung?
Schauen wir uns in der Natur um, so sehen wir, dass alle Lebewesen ausnahmslos das essen, was sie in der Natur vorfinden und was für ihren Organismus bestimmt ist, außer der Mensch mischt sich ein. Kommt der Mensch nicht ins Spiel, leben alle Lebewesen nach ihrer ureigenen Programmierung – in Harmonie und Einklang mit der Schöpfung. Die Tiere streunen umher, essen Blätter, Wurzeln und Früchte oder auch andere Lebewesen. Raubtiere gehen auf die Jagd und essen ihr eigens erbeutetes frisches Fleisch, das sie ohne Hilfsmittel mit ihrer eigenen Körperausstattung gefangen haben. Sie sind perfekt für diese Aufgabe und Funktionsweise gemacht.

Jedes Lebewesen ist durch seine Ausstattung genau für eine bestimmte Lebensweise und einen bestimmten Lebensraum vorgesehen. Normalerweise lebt es ganz in Einklang in darauf abgestimmte Weise, ob es nun die Schlange, der Fisch oder die Spinne sei.

Die Menschaffen, also auch wir, haben Arme, Beine, Hände und Füße. Unsere Artgenossen streifen umher und klettern in den Bäumen. Ihre Nahrung besteht immer aus Dingen, die sie mit ihrer eigenen Körperausstattung bekommen können. Sie leben in einer Umgebung, wo sie stets Nahrung erhalten können.

Aber was essen sie eigentlich genau?

Sie kochen nicht und sie jagen keine großen Tiere.

Wovon leben sie eigentlich? Wie kommt es, dass sie zudem so agil und stark sind?

Allgemein ist festzuhalten, dass ihre Nahrung weitestgehend aus Blättern, Früchten, Beeren, Wurzeln, Rinden, Nüssen, Insekten und Kleinstlebewesen besteht.

All dies sind Dinge, die sie in ihrem natürlichen Lebensraum vorfinden. Sie können ihre Nahrung ohne großen Aufwand eigenhändig daraus entnehmen. So schlau ist die Schöpfung – und so einfach.

Nun schauen wir uns den Menschen an. Wir wissen bereits von unserer Ähnlichkeit mit unseren nächsten Verwandten und sind uns auch nicht mehr zu schade für diese Annäherung. Doch ist die Ähnlichkeit zu groß, um dies abzustreiten. Oder hältst Du Dich immer noch für etwas Besseres?

Schauen wir nun unsere körperliche Ausstattung und unseren Bewegungsapparat an. Unsere Körperhaltung ist sehr aufrecht. Die Beine sind gerade und länger als unsere Arme. Somit lässt sich schwer abstreiten, dass wir dafür gemacht sind zu gehen und zu laufen. Wozu sonst hätten wir diese Beine mitbekommen? Sicher war ständiges Sitzen nicht Teil der Programmierung.

Unser Körper kann sich auch bücken und kriechen und doch ist er aber nicht vergleichbar mit dem Körperbau einer Kuh.

Schau Dir mal eine Kuh an. Ist ihr Körperbau dafür bestimmt auf Bäume zu klettern oder nicht doch eher, aufgrund der Haltung, perfekt dafür gemacht, das Gras zu fressen, den lieben langen Tag?

Der Mensch besitzt auch zwei sehr beweglich Arme und eine feine Fingermotorik. Er wäre auch viel fitter und geschickter als wir uns das heutzutage vorstellen können, wäre er von Kind an weiter in Bewegung geblieben und auch darauf angewiesen. Das Potential unseres Organismus ist sehr groß. Denke nur daran, zu welchen Höchstleistungen manche Menschen fähig sind.

Diese Körperausstattung wurde uns nun also von der Schöpfung mitgegeben. Willst Du das in Deinem Leben nun einfach so übergehen, so als wenn nichts wäre? Das muss doch alles einen Sinn machen! Die Natur ist perfekt programmiert, vergiss das nicht.

Niemand will es gerne hören, aber es ist nun mal wie es ist: Auch der Mensch sollte viel laufen, umherstreunen, klettern, sich bücken, sich recken und strecken und sich so Nahrung aus der Natur nehmen. Diese sollte er auch so essen, wie sie vorgefunden wird – ohne sie irgendeinem vom Menschen erfundenen verändernden Prozess zu unterwerfen. Alle anderen Lebewesen auf der Erde kommen wunderbar damit zurecht, so zu leben, wie es für ihren Organismus und ihr System bestimmt ist. Auch wir sollten uns dem annähern.

All dies, was Du hier liest, hört sich am Anfang sicherlich etwas komisch und gewöhnungsbedürftig an. Ich meine damit auch nicht, dass Du jetzt jeden Tag nackt in die Bäume klettern musst, um Deine Nahrung zu suchen – obwohl Du dies auch gerne probieren kannst, wenn Du einmal etwas Lustiges machen willst.

Es geht vielmehr um ein tiefes Verständnis, um Deinen eigentlichen Platz in dieser Welt und die Konsequenzen daraus für Deine eigene Lebensweise. Auf dieser Ebene dieses Buches geht es um eine Ernährungsweise, die Dich gesund macht, wieder in Einklang mit Deiner Programmierung bringt und Dich damit glücklich und zufrieden stellt.

Schauen wir uns das Ganze also nun noch etwas genauer an.

Der Mensch kann also viel gehen und laufen und dabei Kräuter, Blumen und andere Pflanzen vom Boden, sowie Blätter und Beeren von Sträuchern essen, indem er sich bückt und hockt. Er kann sich strecken und recken, auch springen und werfen und damit Blätter und Früchte von großen Sträuchern und Bäumen essen. Und schließlich kann er noch mehr davon essen, indem er auf die Bäume hinauf klettert. Durch seine komplexen Körperfunktionen, seine Möglichkeit umherzuziehen und seine Feinmotorik ist ihm eine Vielzahl an reinster Nahrung und Lebenskräften zugänglich, die für ihn bestimmt sind.

Sicher kann der Mensch auch rennen. Das müsste er auch oft in der freien Natur, insbesondere um sich schnell auf den nächsten Baum in Sicherheit zu bringen. Aber schaffte er es wirklich regelmäßig mit seiner bloßen Laufkraft und seinen eigenen Händen ein Tier zu erlegen oder große Fische aus dem Meer zu fangen – ohne Waffen und andere Hilfsmitteln? Das stelle ich mir auf Dauer sehr schwierig vor. Dann jedoch sollte die Beute natürlich auch einfach so, roh, gegessen werden. Ob es möglich war oder nicht, an diesem Detail sollte die Umstellung Deiner Lebensweise nicht scheitern.

Falls Du Fleisch und Fisch essen solltest, dann

überprüfe, wie es sich für Dich anfühlt, wenn Du Dir einmal ansiehst, wo diese Nahrung herkommt und was mit ihr geschieht.

Wenn Du dabei genau sein willst, suche Dir jemanden wie einen Jäger oder einen Fischer und begleite ihn. Bitte ihn, so weit es geht, die Beute selbst zu erjagen und zu töten. Dann bereite sie mit seiner Hilfe zu. Das ist eine blutige Angelegenheit. Wenn Du das ganze nicht roh essen kannst, dann koche es und verspeise es. Danach erst kannst Du wirklich entscheiden, ob Du weiterhin Fleisch und Fisch essen willst, anstatt in Unbewusstheit zu leben. Du weißt worum es geht. Du weißt dann, wie es sich anfühlt, ein Tier zu töten, ihm das Fell abzuziehen, Knochen zu zerteilen – und es schließlich zu verspeisen.

Unsere Beschaffung von Fisch und Fleisch sieht heute noch einmal anders aus. Es ist vielmehr zu einer Produktion geworden als dass es noch eine Beschaffung darstellt. Einmal im Leben ein paar Stunden auf einem Schlachthof mitzuarbeiten wäre eigentlich eine noch bessere Bewusstseinsöffnung. Selten jedoch bekommt man für so ein Unternehmen eine Genehmigung.

Freunde von mir gingen daher auf einen biologischen Schlachthof und machten einen Rundgang. Daraufhin änderte sich ihr Fleischkonsum immens. Selbst was sie auf einem nachhaltig geführten Schlachthof sahen, erschrak sie zutiefst.

Ich halte es für sehr wichtig, dass es gerade Jugendlichen ermöglicht wird, durch den realen Bezug zum Ursprung ihrer Nahrung, eine bewusste Entscheidung fällen zu können. Sie werden so ahnungslos in unsere Gesellschaft hineingeworfen und hineingepresst. Was ist schon dabei in der Schule einen Ausflug auf einen Schlachthof einzuführen? Fleisch essen doch schließlich fast alle. Also kann auch nichts Schlimmes dabei sein, es sich anzuschauen, oder?

Gehen wir lieber wieder zurück zu der Ebene der artgerechten Ernährung.

Leben in der Natur scheint also so gemacht zu sein, dass wir vornehmlich das essen, was um uns herum ist und was wir leicht erreichen können. Warum sollte sie es uns schwer machen? Alles ist bereits da. Es ist simpel und einfach. Warum könnten auch wir nicht Blätter, Kräuter, Samen, Blüten, Rinden, Früchte, Beeren, Wurzeln und Kleinstlebewesen wie Insekten zu uns nehmen?! Und wir sollten dies in seiner reinen Form tun – so wie es sich vorfinden lässt, ohne es zu verändern oder zu verarbeiten.

Wir sollten unseren Glauben daran, eine Sonderstellung auf diesem Planeten zu haben, endgültig ablegen.

Könnte das also wirklich möglich sein? Du sollst Blätter von Bäumen essen?

Ja, auch ich habe zuerst gelacht.

Nun aber mache ich dies schon seit Jahren. Es ist nicht nur bei mir geblieben. Auch meine Freunde und meine Familie sind auf den Geschmack gekommen. Es bekommt mir vorzüglich, nachdem ich die ersten Hemmschwellen überwunden und eine kleine geschmackliche Anpassung vollzogen habe. Nichts, kein einziges Problem oder gar eine Klage hat sich daraus ergeben.

Es ist wirklich außerordentlich verträglich, für alle die nun Zweifel haben. Im Gegenteil, Dein Körper und Deine Seele fangen an zu strahlen und sich zu freuen. Endlich bekommen sie das, was sie brauchen und was für sie bestimmt ist.

Du wirst staunen, wie gut es Dich ernährt. Nach einer Umstellungsphase von einigen Monaten fängst Du an, einen wunderschönen schlanken und kräftigen Körper aufzubauen.

Habe keine Angst und vertraue der Schöpfung. Halte Dich jedoch an ihre Regeln.

Die Inhaltsstoffe, die in den Wildpflanzen vorzufinden sind, sind von unermesslichem Wert. Die wenigen Untersuchungen, die darüber gemacht wurden (leider ist mit Wildpflanzen wenig Profitgier zu stillen), haben gezeigt, welche Kraft an Inhaltsstoffen und welch hoher Eiweißgehalt in den grünen Blättern steckt. Wie sonst stellst Du Dir vor, dass ein Gorilla so groß und stark ist, wo er den lieben langen Tag doch fast nur Blätter isst?

Woher sollen denn die Muskeln kommen? Woher bekommt er all die Kraft? Er isst noch nicht einmal Fisch oder Fleisch.

Ich weiß, zu Beginn ist das alles schwer zu glauben, so weit entfernt haben wir uns von unserem Ursprung.

Folge ab nun mehr und mehr Deiner inneren Programmierung und Du wirst von innen und außen nur so strahlen.

Was ist eigentlich mit Milch und Käse?

Egal welche Frage nun auch kommen mag. Dies ist nur ein Beispiel dafür, wie Du ab nun selbst Antworten auf Deine eigenen Fragen finden kannst. Es könnte auch genauso gut Brot oder Suppe sein.

Frage Dich immer: „Ist es natürlich? Ist es in der freien Natur ohne große Hilfsmittel für mich als Mensch verfügbar oder nicht?"

Nun versuche Dir also vorzustellen, wie Du in der freien Natur einer nicht domestizierten Kuh hinterher rennst, um etwas aus ihrem Euter zu bekommen. Sie wird Dir wahrscheinlich schnell zeigen, was sie davon hält. Die Milch der Kühe ist für ihre eigenen Kälber bestimmt. Ganz allein dafür wurde sie von der Schöpfung eingerichtet und nicht für uns.

Denke auch an all die anderen Dinge, die aus der Milch zubereitet werden.

Ab jetzt geht es darum, klar zu sehen.

Was essen wir den ganzen Tag?

Schau Dir morgen Dein Frühstuck an und dann Dein Mittag- und Abendessen. Wie viel reine Natur nimmst Du noch zu Dir?

Was würdest Du stattdessen essen, wenn Du auf Deine natürliche Programmierung achten würdest?

Wenn Du Dir das ganze Ernährungssystem anschaust, welches wir uns in unserer Bequemlichkeit und Genussfreudigkeit so zurechtgelegt haben, kannst Du in der Tat schockiert sein.

Wie sehr wir jedoch daran hängen! Mit Händen und Füßen kommt es zu einer regelrechten Verteidigung, wenn es um das eigene Essen geht – vor allem mit dem damit verbundenen Geschmackserlebnis.

Wer ist eigentlich der Herr in Deinem Haus? Musst Du wirklich Sklave Deiner eigenen Begierden sein, willenlos und ausgeliefert? Sollten nicht Du und Deine Programmierung entscheiden, was Du in Deinen Kör-per aufnimmst, anstatt, dass es Dir die Gesellschaft und Deine Begierden diktieren?

Werde frei!

Du denkst, Du ernährst Dich nach herkömmlichem Standard sehr gesund?

Die Wortwahl ist erst einmal schon ganz gut. Ich sage immer, wir sollten nicht essen, sondern uns ernähren. Wenn Du genau und bewusst hinschaust, siehst Du, welch bedeutsamen Unterschied allein die Wortwahl ausmacht.

Du kaufst stets Vollkornprodukte, isst Obst und Gemüse, kochst mit natürlichen Zutaten und gönnst Dir nur ab und zu ein Stück Schokolode oder auch zwei?

Leider mangelt es an Aufklärung zu diesem Thema. Zu sehr haben sich die Menschen das eigene Denken abgewöhnt und folgen blind dem, was andere Menschen – meist Wissenschaftler und Industrielle – ihnen glaubhaft machen. Gerne wird in unserer Gesellschaft mit dem mächtigsten Überzeugungsmittel der Menschheit gearbeitet: Angst.

Mach Dich frei.

Fange an selbst zu denken und für Dich selbst zu entscheiden!

Habe keine Angst. Sei mutig und lebendig.

Die Nahrung der Natur ist nicht nur für Dich bestimmt. Sie wird Dich darüber hinaus von Kopf bis Fuß durchströmen und erneuern, weil sie reine Lebensenergie und Lebenskraft ist.

Sie kommt direkt von unserer Erde – unsere Erde, mit all ihren Nährstoffen – und wurde gleichzeitig von unserer Lebensenergie, der Sonne, bestrahlt.

Die frische, natürliche Nahrung enthält so viele Mineralien, Vitamine, Enzyme, Chlorophyll und weitere Lebensstoffe, von denen wir noch gar nichts wissen. Das alles befindet sich in einem einzigartigen organischen

Verbund – eine einmalige Zusammensetzung, die niemals von einem Mensch nachgeahmt werden kann.

Nimmst Du die Nahrung aus der freien Natur zu Dir, wirst Du ein Teil von allem und Deine Gesundheit und Dein Wohlbefinden werden immer mehr wachsen.

Nimm die Nahrung aber so auf wie sie ist: roh, ungewaschen und unverarbeitet. Alles ist so bestimmt für Dich und zwar genau so wie es ist. Da kamen die Bienen und Käfer vorbei und haben vielleicht hier und da ein bisschen Blütenstaub, Erdpartikel oder anderes auf der Pflanze hinterlassen, was Du gar nicht mit Deinen bloßen Augen erkennen kannst.

Kleinstlebewesen und ihre Ausscheidungen, Blütenstaub und Reste von Erde sind wichtige Nahrungsbestandteile, die Du dann beim Essen automatisch aufnimmst und damit den Boden für eine ausgezeichnete Darmflora schaffst.

Du wirst es nicht glauben, wenn Du dann nach einer gewissen Zeit merkst, wie stark Dein Immunsystem auf einmal ist und alle ständigen Infekte wie weggeblasen sind.

Ich wünschte mir, es würden mehr Untersuchungen über die Inhaltsstoffe von Wildpflanzen und Blättern im Allgemeinen gemacht werden, damit noch mehr Menschen Zugang zu diesem Thema und Vertrauen darin bekommen können.

Nun kommen wir zum Thema Kochen und dem allgemeinen Zubereiten von Speisen.
Die Natur stellt keine Kochtöpfe und Pfannen für ihre Geschöpfe auf. Hast Du schon ein Tier kochen sehen? Es ist eine Erfindung des Menschen – eine sehr junge Erfindung noch dazu.
Was haben wir uns eigentlich dabei gedacht? Wieso sollten wir solch eine Ausnahmestellung in der Natur einnehmen?
Wenn du etwas kochst, veränderst Du das Nahrungsmittel. Es ist danach ein anderes im Vergleich zu dem, was es vorher gewesen ist, auch, wenn es ein natürliches Produkt ist. Du machst beispielsweise eine Kartoffel von einem roh unverträglichen Nahrungsmittel durch das Kochen zu einer verträglichen Speise. Du veränderst damit ihre Eigenschaften. Sie ist dann ein anderes Produkt.
Du kannst durch das Kochen giftige Pflanzen zu essbaren Pflanzen machen. Es ist jedoch fraglich, ob diese ursprünglich überhaupt für Dich bestimmt waren und nicht vielleicht für ein anderes Lebewesen auf dieser Erde.
Am Wichtigsten ist zu wissen, dass Du beim Kochen Deiner Nahrung fast sämtliche wertvollen Inhaltstoffe zerstörst. Das sind all die wichtigen Baustoffe des Lebens, die schon zuvor erwähnt wurden: Vitamine, Enzyme, Chlorophyll, Kleinstlebewesen, Lebensenergie.

Natürlich liefert auch gekochte Nahrung Energie, die verbrannt werden kann. Aber welch einen Aufwand muss unser Organismus betreiben, um diese zu verwerten und was für eine Art von Energie ist es? Ihr fehlen jegliche wichtigen Lebensstoffe. Sie ist sozusagen eine unlebendige Energie.

Stell Dir mal vor, ich schmeiße Dich in den Kochtopf. Was wird dann passieren? Du wirst lebendig hineingeschmissen und in wenigen Sekunden bist Du tot. Du stirbst, genauso wie Deine Nahrung.

Schau Dir also beim nächsten Essen einmal Deinen vollen Teller an. Wie sieht Deine Nahrung eigentlich aus? Labbrig, hängend und breiig vom langen Kochen? Musst Du überhaupt noch wirklich kauen?

Was tun wir nur mit unserer Nahrung?

Ja, es schmeckt uns!

Und dieser rein gewohnheitsmäßige Geschmack ist Dir wichtiger als Deine Gesundheit und Dein Glück? Der Genuss von zehn Minuten auf der Zunge ist Dir wichtiger als ein 24-stündiges Wohlergehen und Glücksgefühl?

Ist dies wirklich der Fall, dann entscheide Dich dafür. Entscheide Dich bewusst dafür und beschwere Dich nicht mehr, wenn es Dir schlecht gehen sollte.

Leider ist es nicht nur das Kochen allein, was uns heutzutage in Bezug auf die Ebene der Ernährung Schaden zufügt.

Noch viel bedrohlicher für unseren Organismus als das Kochen sind die unserem Körper fremden Stoffe, die chemischen Zusätze, die sich heutzutage in unserem Essen befinden. Hinzu kommen die unverantwortlichen neuen Gefahren der genetisch veränderten Nahrungsmittel, die sich in rasender Geschwindigkeit auf unserer Erde ausbreiten.

Mein Lehrer Franz Konz pflegte zu sagen: „Die Chemie ist für uns so, als wenn wir auf einen fremden Planeten gehen und dort einen Stein essen würden." Unser Körper weiß absolut nichts damit anzufangen. Er ist nicht darauf programmiert und kennt es nicht. Es ist nicht mehr ein Teil von ihm.

Was soll Dein Körper damit machen und wie soll er etwas verarbeiten, was nie für ihn vorgesehen war? Was soll er nun mit der Chemie anfangen, die Tag für Tag vor allem, aber leider nicht nur, mit dem Mund aufgenommen wird, über fast jedes Essen und all die Medikamente?

Die Chemie ist das größte Unheil für Deine Gesundheit. Meide sie, wie Du nur kannst. Sie bringt Dich und die ureigene Intelligenz Deines Systems völlig aus dem Gleichgewicht, stiftet nach und nach immer mehr Verwirrung, bis es irgendwann zu spät ist.

Nun also, gehe zu Deinem Lebensmittelschrank und schaue auf die Inhaltstoffe Deiner Nahrungsmittel, die

Du gern und täglich zu Dir nimmst. Bei manchen Dingen ist dies vielleicht nicht möglich. Ich denke da beispielsweise an das Brot, was Du so „frisch und hausgemacht" beim Bäcker kaufst. Auch dort wärest Du überrascht, wenn Du erfahren würdest, was alles darin enthalten ist.

Nun hast Du Dir also die Inhaltsstoffe Deiner Nahrungsmittel, welche auf den Verpackungen nach-zulesen sind, genau angeschaut.
Geht Dir da nicht ein Licht auf, was Du Dir und Dei-nem Körper eigentlich antust?
Es ist kaum noch zu verstehen, was da alles auf der Verpackung zu lesen ist!
„Also was soll's! Was ich nicht weiß, macht mich nicht heiß."
„Und so schlecht liest es sich gar nicht, oder?"
Aber was bedeuten die Dinge eigentlich, die da auf der Zutatenliste stehen und die Du täglich ganz selbst-verständlich zu Dir nimmst? Weißt Du wirklich, was genau sich hinter all den geschickt getarnten Begriffen verbirgt?
Lass dich nicht von den Herstellern und Fabrikanten auf den Arm nehmen. Es geht nun einmal um viel Geld. Jeder will es haben, oder nicht?
Es geht darum, Profit zu erwerben und ganz bestimmt nicht um Deine persönliche Gesundheit.

Alles ist ansprechend und hübsch verpackt. Da kann doch nichts Schlimmes drin sein!

Vielleicht ist noch ein Bild von einer lachenden Familie oder ein glückliches Kind darauf abgebildet oder es ist vermerkt „100% natürlich", „ohne Zusatzstoffe" – und schon greifst Du zu. Stell Dir vor, in einem Becher Fruchtjoghurt sind ungefähr acht Würfelzucker versteckt. Ein großes Glas Rotkohl aus dem Supermarkt enthält circa 25 Stück Würfelzucker und die Portion Cornflakes am Morgen schenkt Dir 12 Stück Würfelzucker ein. Eine Dose Ananas kann bis zu 18 Würfelzucker enthalten und ein kleines Gläschen Sekt kippt Dir direkt zwei Würfelzucker mit in Dein System.

Es ist kaum noch vorstellbar, was alles in unserem Essen wirklich enthalten ist. Ist es da noch verwunderlich, dass wir an so vielen, oft neuen Krankheiten leiden?

Wache auf und denke mit Deinem eigenen Kopf.

Denke nach über das, was Du täglich im Autopiloten tust. Sei kein automatisierter Roboter und lass Dich nicht blind von allem mitreißen, was Dich umgibt.

Stell Dir genau vor, wo das ansprechend verpackte Produkt eigentlich herkommt. Es stammt wahrscheinlich aus einem dieser vielen großen grauen Fabrikapparate, in denen die Zutaten Deines Produkts – oft chemisch hergestellt – durch viele Maschinen und Hände in riesigen Kesseln zusammengeführt werden. Dann geht das Ganze über viele Fließbänder und durch andere Gerätschaften hindurch, bis es schließlich hübsch verpackt in Deinem Supermarkt für Dich bereitliegt. Wenn Du Pech hast, bekommst Du dann noch beim Schlangestehen an der ständig piepsenden Supermarktkasse einen zusätzlichen Stressanfall.

Da suche ich mir doch lieber in Ruhe und Frieden ein bisschen Löwenzahn und einen Baum, pflücke vielleicht einen saftigen Apfel, der mir mit voller Lebenskraft entgegenstrahlt und lausche den zwitschernden Vögeln.

Oder ich gehe zu einem Biobauern und wähle an seinem Stand an der frischen Luft mit Sorgfalt einen schönen Salat, Kräuter und frisches Obst aus und unterhalte mich mit ihm dabei, wie mit einem Menschen.

Wie weit haben wir uns von unserer Natur entfernt?

Wende Dich von der Chemie und dem verarbeitenden Essen ab.

Stattdessen wähle die Reinheit und Frische aus der lebendigen Natur.

„Du bist was du isst", so wird es oft gesagt.

Du wirst spüren, dass Du mehr und mehr lebendig wirst – so wie Deine Nahrung. Tiefe Zufriedenheit und geistige Klarheit werden Dich für Deine neue Lebensweise belohnen.

Vor allem die Wildpflanzen haben einen hohen Er-
nährungswert. Dazu gehören vor allem auch übliche
Un-Kräuter.
Sei Dir nicht zu schade, so etwas zu essen. Sei auch
nicht zu bequem dafür. Es ist wirklich simpel.
Unbequem ist eigentlich nur die Umstellung Deiner
Gewohnheiten und der Rest kommt von alleine.

Versuche also so oft es geht etwas Frisches, Un-
verfälschtes und Natürliches zu essen.
Zur Auswahl stehen Dir dafür essbare Pflanzen aller
Art. Du kannst viele verschiedene Blätter oder Blüten
essen. Es gibt diverse essbare Früchte und Beeren,
welche wunderbar schmecken. Satt machen auch
Samen, Nüsse und Wurzeln. All dies kannst Du fast
überall finden. Du kannst Dich einfach draußen
bedienen.
Sicher, die meisten von uns leben in einer Zivilisation.
Dort wo Du wohnst, reicht die Auswahl zum leben
vielleicht nicht aus. Du könntest unter Umständen auch
am kargsten Platz der Welt wohnen oder Du hast
wirklich keine Zeit.
Ich gehe auch einkaufen.
Du sollst nicht sofort Deine Tasche packen und alles
und jeden hinter Dich lassen.
Es geht hierbei um ein Verständnis, wie es optimal sein
könnte. Versuche nun hieraus die artgerechte

Ernährung, angepasst an Deine derzeitigen Lebens-
bedingungen, nachzuahmen. Natürlich kannst Du Dich
auch ganz von der Natur ernähren, wenn Du die nötige
Umgebung und Disziplin dafür besitzt.

Wichtig ist, täglich wenigstens etwas frische Lebensenergie und Chlorophyll direkt aus der Natur zu sich
zu nehmen. Im Optimalfall sollte dies einen großen Teil
Deiner täglichen Nahrung ausmachen. Egal wo Du
lebst, Du wirst schon etwas finden. Tust Du dies nicht,
könnte es vielleicht sein, dass Du Dich bei alleiniger
Rohkost ohne Wildpflanzen öfter schwach und hungrig
fühlst.

Von nun an gehst Du also in einen Bioladen oder zu
einem Biobauern und kaufst dort Obst, Gemüse, Salat,
Samen und Nüsse. Probiere aus, was Du gerne magst.
Natürlich isst Du ab jetzt alles ohne Salz, Pfeffer, Essig
oder Öl. Benutze zur Geschmacksverfeinerung Zitrone,
Avocado und frische Kräuter wie Petersilie, Dill, Koriander oder Schnittlauch. Es ist ein Genuss. Ich ver-
spreche es Dir.

Oder hast Du schon einen Affen gesehen, der Öl, Salz
und Pfeffer auf seine Blätter gibt? Das ist sehr
unnatürlich. Öle aller Art müssen erst vom Menschen
hergestellt werden und kommen als solche in der Natur
nicht vor. Das Öl, welches Du im Salat benutzt,
hinterlässt einen Film auf den Blättern und zerstört

damit das dazugehörige natürliche Verdauungspro-
gramm.

Verzichte von nun an ganz auf Salz. Es ist reine
Gewohnheitssache.

Würdest Du eine bestimmte Menge von in Wasser auf-
gelöstem Salz trinken, würdest Du sterben!

Bedenke dies doch einmal. Wie kann etwas gut für Dich
sein, woran Du sterben könntest? Die Natur hat es nicht
für Dich in dieser Form vorgesehen. Die artgerechte
Ernährung versorgt Dich ausgezeichnet mit allem, was
Du brauchst.

Glaube mir, Du brauchst kein Salz, wenn Du Dich
artgerecht ernährst.

Die ungekochte Nahrung steckt voller natürlicher
Mineralsalze wie Magnesium, Natrium, Calcium oder
Kalium. Die ist uns genau in der Form gegeben, wie es
unser Körper benötigt und nicht als Salz an sich, als
Natriumchloridverbindung (Natrium und Chlor).

Salz steigert die Wassermenge in Deinem Körper. Salz
bildet und fordert überflüssiges Wasser in Dir. Dies
kann sogar zu einer Schädigung der Nierenfunktion
führen. Ich habe einen so unglaublichen Durst, wenn
ich einmal etwas Gesalzenes esse. Es ist wirklich unglaublich, wie belastend es ist. Doch sind wir alle
süchtig danach. Salz ist ein Geschmacksträger. Aber
Salz ist so lebensfeindlich, dass es sogar die natürlichen
Verwesungsprozesse aufhält. Nur deswegen ist es über-

haupt in unsere Ernährung gelangt. Es wurde in unsere Ernährung eingeführt, um Fleisch konservieren und transportieren zu können. Dies war der eigentliche Grund warum die Menschen damit begannen Salz zu gewinnen und zu benutzen. Was haben wir ein paar hundert Jahre später daraus gemacht?

Entferne das Salz wieder aus Deiner Nahrung, wenn Dir Deine Gesundheit etwas wert ist, so wie es ursprünglich vorgesehen war. Damit wirst Du auch nicht mehr übermäßig schwitzen, unangenehm riechen und ständig Durst haben.

Bedenke, dass sich Salz heute als Geschmacksmittel in fast jedem essbaren Produkt befindet. Gut, dass wir nun sowieso keine Produkte mehr essen, sondern nur noch Natürliches. Damit haben wir auch dieses Problem gelöst.

Nun zu einem weiteren Produkt, welches unbedingt vermieden werden sollte – ganz und gar. Es handelt sich bei diesem Produkt um den künstlich hergestellten Zucker. Zucker, egal ob weißer, brauner oder Traubenzucker, schwächt Deine Abwehrkräfte auf das Höchste. Zucker entkalkt Deine Knochen. Er lässt Deine Zähne verfaulen und begünstigt viele schwere Erkrankungen wie Diabetes sowie Magen- und Darmleiden. Zucker greift massiv in Dein Gehirn ein und beeinträchtigt Dein klares geistiges Denken. Wie bereits erwähnt ist insbesondere Dein Abwehrsystem am meisten von Deinem Zuckerkonsum betroffen.

Es ist völlig irrelevant, welcher Zucker es ist. Ist er verarbeitet, schadet er. Nur im natürlichen Verbund einer Frucht kannst Du die Süße der Nahrung hemmungslos genießen. Du kannst sogar an Zuckerrohr knabbern, was sehr lecker schmeckt. All die Früchte dieser Erde werden Dir von der Natur gegeben, so dass Du Dich daran satt essen kannst.

Genauso wie beim Salz gilt es auch hierbei zu beachten, dass Zucker in fast jedem Produkt, oft unter anderem Namen, enthalten ist. Dies ist auch der Fall, wenn es sich um gar nichts Süßes handelt. Sieh auch hier genau hin. Streiche Zucker und alle Produkte, in denen er enthalten ist, von nun an aus Deinem Leben.

Wenn es Dich zu Beginn einmal stark überkommen sollte und Du etwas Süßes essen musst, greife zu ungeschwefeltem, biologischem Trockenobst wie Rosinen, Datteln oder Feigen. Greife nur in Ausnahmefällen auf sie zurück. Iss stets wenig Trockenobst, wenn überhaupt. Deine Gier nach Süßem lässt mit der Zeit ganz nach. Versprochen! Das Obst, welches Du von nun an täglich isst, ist außerdem süß genug. Vertraue mir Schokoladensüchtige(r), das Schmachten verschwindet mit der Zeit von ganz alleine. Bei dem Gedanken daran, wie Du all dies jemals essen konntest, schüttelst Du irgendwann nur noch mit dem Kopf.

Auch Honig ist ein Nahrungsmittel, was nicht für den Menschen bestimmt ist und damit nicht gegessen werden sollte. Honig ist für die Bienen bestimmt und nicht für Dich. Honig dient dem Bienenvolk als Futter und Energiequelle, um längere Zeit ohne Nahrungszufuhr von außen überleben zu können. Die Honigproduktion hat die Abwehrkräfte der Bienenpopulation geschwächt – mit schweren Folgen. Wenn es keine Bienen mehr gibt, und das ist bereits in einigen Teilen der Welt der Fall, ist auch unser Leben weitestgehend zu Ende. Wir sind von ihrer Bestäubungsarbeit abhängig, um Nahrung zu bekommen. Auch die Tiere, die Du jetzt noch essen magst, sind davon abhängig, auch sie müssen etwas essen. Denke darüber nach. Abgesehen davon, wie würdest Du eigentlich ohne Schutzkleidung an ein wildes Bienennest herankommen ohne großen Schaden davon zu tragen? Erkenne auch hier durch klares Denken, was von der Natur für Dich vorgesehen ist und was nicht.

In einen normalen Supermarkt brauchst Du also ab nun eigentlich nicht mehr gehen – wie angenehm! Das spart Zeit und Nerven. Egal was Du nun kaufen solltest, schaue Dir das Produkt genau an. Steht mehr als eine Zutat auf der Zutatenliste, kannst Du es gleich zurückstellen.

Gehe höchstens in die Bio-Abteilung eines Supermarktes, um Obst, Salat, Gemüse, Samen und Nüsse zu kaufen. Den Rest Deiner Nahrung holst Du Dir aus den täglichen Aufenthalten und Spaziergängen in der Natur, von Wald und Wiese. Am besten isst Du dort alles an Ort und Stelle – direkt von der Quelle.

Natürlich musst Du dabei auch ein bisschen vorsichtig sein. Du kannst sehr vieles aus der Natur essen, aber nicht alles. Jede Klimazone hat ihre essbaren Pflanzen. Hole Dir ein paar Bücher und mache Dich über essbare Wildpflanzen schlau. Es macht Spaß wieder mehr mit seiner Umwelt vertraut zu werden und Du wirst staunen, was Du alles essen kannst! Am besten belegst Du einen Kurs über essbare Wildpflanzen in Deiner Umgebung, zum Beispiel bei der Volkshochschule, beim Förster oder einem Naturverein.

Präge Dir zunächst die wenigen Giftpflanzen ein, dann bist Du auf der sicheren Seite.

Du wirst sehen, bald wirst Du ein kleiner Meister in dem Thema sein und viele Menschen aus Deinem Familien- und Freundeskreis wollen von Dir in Wald und Wiese herumgeführt werden. Es bereitet sehr viel Freude. Es gibt sehr leckere Wildpflanzen, welche sogar auf Anhieb sehr gut schmecken. Ich werde später noch einmal auf dieses Thema zurückkommen.

Esse einfach und natürlich – so oft und so viel Du möchtest.

Du wirst niemals mehr zu dick oder zu dünn sein, wenn Du Dich dazu auch artgerecht bewegst, auch hierzu später mehr. Zu Beginn Deiner Nahrungsumstellung nimm Dir einfach immer etwas mit, wenn Du unterwegs bist und Dich der Hunger überkommt. Habe Nüsse oder etwas Obst im Rucksack oder im Auto, damit Du anfangs nicht versehentlich zu anderen Dingen greifst, wenn Du plötzlich Hunger verspürst. Später wird die artgerechte Ernährung selbstverständlich für Dich sein.

Allgemein esse viele Blätter und Tropenfrüchte, sowie Fetthaltiges wie Avocado, Nüsse und Samen. Du wirst staunen, wie ernährt und zufrieden Du Dich fühlst!
Lass Dich nicht beirren. Insbesondere lass Dich nicht verängstigen, falls die Menschen in Deinem Umfeld damit beginnen sollten, besorgt auf Dich einzureden. Sie haben diese Lebensweise noch nie ausprobiert, wie können sie also urteilen? Sie leben ihr Leben so, weil andere es ihnen so gesagt haben.
Glaubst Du auch alles, was man Dir gesagt und eingeimpft hat und folgst dem blind? Geh den Dingen nun selbst auf den Grund.
Probiere die neue Lebensweise einfach aus – ein halbes Jahr oder weniger – dann kannst Du immer noch umschwenken, oder?
Nun musst Du das alles vielleicht erst mal verarbeiten.

Als kleine Unterhaltung erzähle ich Dir nun, wie es war, als ich meine Ernährung umgestellt habe:

Meistens saß ich mit solch neuen Informationen da und schaute erst einmal dumm aus der Wäsche.

Irgendwie klang alles so klar und logisch. Trotzdem war ich der Sache ziemlich ungläubig und kritisch gegenüber. War dies nicht alles etwas übertrieben? Ich konnte nicht verneinen, dass mein Leben von Leid und Krankheit geprägt war und hatte schon alles Mögliche ausprobiert. Schließlich dachte ich mir: „Was soll's. Dann probierst Du das eben auch noch aus. Du hast nichts mehr zu verlieren. Eine Woche lang werde ich mir das Ganze anschauen. So lange werde ich wohl noch Disziplin halten können."

Ich entschied mich also klar dafür und begann die neue Lebensweise erst einmal für eine Woche auszuprobieren.

Wie schwer es mir fiel, meine Essensgewohnheiten umzustellen, vor allem in der ersten Woche! War doch das Essen das Einzige – so dachte ich – dass mir in meinem jämmerlichen Leben noch an Genuss und Freude blieb.

Ich nahm also all meine letzte Motivation zusammen und begann Tag für Tag meine Ernährung umzustellen.

Es war Winter und ich sollte nach draußen gehen, mit meinem Immunsystem?

Na gut. Ich gab der Sache eine Chance.

Ich nahm mir auch vor ab sofort kein Salz und keinen Zucker mehr zu mir zu nehmen und nur noch ganz wenig Gekochtes oder Verarbeitetes zu essen. Ich wollte mich weitestgehend nur noch von frischer und unverfälschter Nahrung ernähren. Dies fiel mir zu Beginn sehr schwer. Es fühlte sich an, als wäre ich auf einer Art von Entzug – so abhängig war ich von Geschmacksempfindungen und Gefühlen des schweren Satt-seins. Heute würde ich dies als Völlegefühle bezeichnen, wenn ich daran denke. Ich war abhängig, anstatt mich einfach zu ernähren.

Eines Nachts träumte ich sogar von fliegenden Nudeln, nach denen ich im Traum nach Belieben greifen konnte! Ich fantasierte von Kuchen und Teilchen, sowie deftigen Mahlzeiten. Ich vermisste Brot, Reis und Salz und fühlte mich ständig hungrig. Ich war fassungslos. Eine Woche – was ist das schon! Ich war erstaunt.

„Das werde ich wohl noch aushalten können", dachte ich mir. Wie sehr wollte ich doch eine „richtige Mahlzeit" essen und vielleicht noch einen Nachtisch hinterher – nur etwas Schokolade, ein Stück vielleicht? Ich war gierig danach, meine Gaumen-Bedürfnisse zu befriedigen.

Stattdessen schob mir meine Freundin eine getrocknete Feige zu, um meine Gier nach einem „Nachtisch" zu stillen. Dies half zum Abgewöhnen.

Es war scheinbar alles eine Sache der Gewohnheit.

Trotz aller Pein des Verzichts, merkte ich bereits in der ersten Woche, dass etwas mit mir passierte. Irgendetwas fing an sich zu ändern.

Zunächst war mir bei meinen Mahlzeiten irgendwie kühl — aber nein, das stimmte nicht, mir wurde frisch! Ich kannte dieses innere Gefühl vorher nicht und bewertete es als Kälte. Dann aber spürte ich wie eine Frische — ja, wie eine Lebenskraft anfing in all meine Gliedmaße zu strömen, die mir zu Beginn eine Art Gänsehaut bereitete.

Nach drei Tagen machte jemand aus meinem Bekanntenkreis eine Bemerkung, warum ich denn so rosige Wangen hätte. Ich würde irgendwie anders aussehen. Ich schaute in den Spiegel. Ja, es stimmte. Das war eine etwas anders aussehende Person, die ich dort sah. Nicht nur meine Haut hatte sich verändert. Auch meine Augen hatten einen anderen Ausdruck bekommen. Ich sah lebendiger aus.

Ich reduzierte auch meine Medikamentendosis. Dies hatte überraschenderweise keine Verschlimmerung meiner Beschwerden zur Folge. Das war nämlich in der Vergangenheit sonst immer eingetreten, wenn ich einmal versucht hatte, meine Medikamentendosis etwas herunter-zufahren. Die Schmerzen wurden dann meist so unerträglich, dass ich die Medikamente wirklich benötigte.

Nun jedoch war es plötzlich anders. Ich ließ die Medikamente Schritt für Schritt weg und dabei ging es mir von Tag zu Tag immer besser! Ich dachte wirklich, ein Wunder geschieht. Es war unfassbar.

Morgens aß ich viel Obst — und damit meine ich viel, nicht nur zwei Äpfel. Ich konsumierte eine Vielzahl an Früchten, *bis ich mich satt fühlte. Dann steckte ich drei Bananen in die Tasche und ging in den nächsten Park.*

Dort stand ich dann, bewaffnet mit meinen Bananen, bereit, direkt aus der Natur zu essen. Ich schaute mich also um. Nicht, dass es viel an Auswahl gab, mitten im Winter, aber selbst das bisschen was noch wuchs, konnte ich kaum beim Namen nennen und auseinanderhalten. Was war das eigentlich für ein Baum? Wie heißt der Strauch dort drüben? Und da, das kleine grüne Pflänzchen auf dem Boden, was war das eigentlich? Ich war schockiert.

Wie weit hatte ich mich von der Natur entfernt, dass ich nicht mehr Bäume, Sträucher und Pflänzlein benennen konnte, von denen ich seit 30 Jahren umgeben war?!

Es erstaunte mich und motivierte mich dazu, von nun an mehr über meine Umwelt zu lernen. Ich wollte schließlich auch etwas Auswahl auf meiner neuen Speisekarte haben.

Kannte ich denn wirklich gar nichts?

Ich sah ein paar Brombeersträucher, Brennnesseln, Moos und Farn. Damit musste ich also erst einmal Vorlieb nehmen.

Ich nahm also von jeder Pflanze etwas und schob es mir einfach in den Mund. Die kleinen Brennesselblätter umwickelte ich vorher in ein anderes Blatt, damit sie nicht im Mund brannten. Es war eine kleine Überwindung, Pflanzen zu essen, aber es amüsierte mich auch, etwas für mich so völlig Seltsames zu tun. Die Pflanzen schmeckten zu Beginn ungewöhnlich bitter.

Die bitteren Geschmacksstoffe hat der Mensch aus seinem Speiseplan weitgehend entnommen, um sich das Leben angenehm, aber unnatürlich zu machen. Bitterstoffe sind jedoch wichtig und gehören ganz gewiss auch in unseren Organismus. Die Natur ist voll davon und kein Tier beschwert sich darüber.

Mittlerweile sind mir Bitterstoffe sehr angenehm geworden. Es ist alles eine Frage der Gewohnheit.

Wie ich von meinem Lehrer Franz Konz gelernt hatte, nahm ich daher zur anfänglichen Erleichterung immer ein Stück Obst mit den Blättern zusammen in den Mund und fing damit an, ganz langsam alles zusammen zu kauen. Und siehe da, es ging sogar. Es schmeckte ganz gut – etwas ungewohnt, aber gar nicht so schlecht.

Ich ging noch ein bisschen umher und probierte ein paar weitere Pflanzen.

Ich begrüßte auch mich seltsam anschauenden Mitmenschen, die ihren Hund ausführten.

Ich musste mich einfach locker machen. Oft kam es zu interessanten Gesprächen. Ich traf auch auf sehr viel Offenheit und Interesse auf Seiten meiner Mitmenschen. Manche gaben mir sogar Tipps, wo Beeren und Obstbäume zu finden waren.

Dann packte ich einige Pflanzen in eine Tüte, um sie zu Hause in den Kühlschrank zu tun. Ich nahm mir vor, diese später oder am nächsten Morgen zu essen.

Eines Abends legte ich mich nach meiner täglichen Nahrungssuche im Wald Zuhause hin, um mich auszuruhen. Auf einmal flossen mir Tränen über das Gesicht. Ich weinte. Aber es war keine Traurigkeit, die mich dazu veranlasste.

Es waren tiefe Gefühle der Erleichterung – Gefühle von Erlösung und von Dankbarkeit, die mich überkamen und einfach so aus mir hinausflossen.

Ich spürte mich verbunden mit allem – ein ergreifendes Gefühl. Ich spürte wie die Schöpfung plötzlich weit ausholte und mich mit ausgebreiteten Armen umarmte und auffing.

Von da an wusste ich, irgendetwas war an diesem Weg richtig und ich wollte der Sache eine Chance geben. Ich nahm mir vor die neue Lebensweise drei Monate lang auszuprobieren. Ich fällte wieder eine ganz bewusste Entscheidung. Trotz meiner alten Gewohnheiten und trotz der größten Bedenken vieler meiner Mitmenschen, wollte ich das Ganze weiter ausprobieren.

Nun wäre ich wohl verrückt geworden, hieß es. Man wollte mich sogar wegsperren – zu meiner eigenen Sicherheit.

In der zweiten Woche versuchte ich, die wenig gekochte Nahrung ganz wegzulassen und auch kein Knäckebrot mehr zu essen, was ich in der ersten Woche noch gelegentlich gemacht hatte. Sonnenblumenkerne waren zum Salat erst mal ein guter „Brotersatz". Was hatte ich schon zu verlieren? Ich wollte mir die Sache wirklich genau anschauen. Also machte ich auch keine Ausnahmen.

Ich blieb standhaft, während ich die Menschen um mich herum essen sah und an den verführerischen Gerüchen der Bäckereien und Imbissbuden der Großstadt vorbeiging. Nein, ich würde lügen, wenn ich sage, es war einfach. Es war sehr schwer. Doch es war das Durchhalten wert. Ich vertraute darauf, dass meine Gewohnheiten sich verändern würden. Auch war es hilfreich für mich, so deutlich zu spüren, dass ich auf gesundheitlicher Ebene bereits solch einen Gewinn gemacht hatte. Mir ging es von Tag zu Tag besser. Dieses Gefühl war für mich jede Disziplin wert.

Ich vertraute darauf, dass der Mensch ein Gewohnheitstier ist und alles seine Zeit braucht. Ich entschied mich einfach dazu weiter zu machen und tat es.

Sehr bald konnte ich nach Jahren von schlimmsten Ein- und Durchschlafstörungen endlich wieder schlafen.

Ich wusste, dass dies zu einem Teil von den Pflanzen kam, die ich zu mir genommen hatte. Ich spürte, dass ich ihren Rhythmus aufnahm, der sich ganz nach dem zur Verfügung stehenden Licht der Sonne richtete. So kam es, dass auch mein System in der Nacht – so wie das der Pflanzen, die ich in mir trug – die Aktivität etwas mehr einstellte und damit zur Ruhe kam.

Im Laufe der Zeit wurde mir bewusst, wie sehr ich mich an das Essen geklammert hatte. Mir fiel auf, dass dies auch viele meiner Mitmenschen taten und dass Essen ein elementarer Teil unseres Sozialsystems war.

Ich konnte bemerken, wie wir teilweise mit Händen und Füßen unsere liebsten Nahrungsmittel verteidigen. Wir könnten doch auch einfach etwas anderes essen, wenn wir wirklich hungrig wären.

Ich erkannte, dass ich zuvor unbewusst zu Essen griff, um einen Hunger zu stillen – aber nicht immer den meines Magens!

Oft aß ich aus Langeweile, Stress, Einsamkeit, aus reiner Gewohnheit, um Trost zu finden oder um mich abzulenken.

Da ich dies nun in dieser Weise nicht mehr machen konnte, begann ich sofort zu spüren, wenn etwas in meinem Leben nicht stimmte.

Es galt nun für mich diese Dinge anzuschauen und wirkliche Lösungen zu finden, statt einfach zum Essen zu greifen. Mein Leben begann sich zu klären und zu verbessern. Ich fing an, meine eigene Wahrheit, meine Sehnsüchte und Missstände bewusst zu erkennen.

Nachdem Du nun erfahren hast, wie der Anfang meiner Nahrungsumstellung war, möchte ich jetzt noch ein paar weitere Dinge erläutern, die für eine artgerechte Ernährung wissenswert sind.

Alle Organismen dieser Erde sind auf einen bestimmten Lebensraum und ein bestimmtes Klima zugeschnitten.

Trifft das auch auf uns zu?

Könnte der Mensch ohne Zivilisation als Naturgeschöpf in Eis und Schnee überleben? Würde er in der kalten

Jahreszeit ohne Haus, Heizung und warme Kleidung auskommen?

Wenn ja, was würde er dann essen?

Auch in jenen sehr trockenen Gebieten, in denen es kaum Wasser und damit wenig Vegetation gibt, ist es fraglich, ob der Mensch mit seinen, von der Schöpfung gegebenen Bedingungen überlebensfähig wäre.

Die menschlichen Ursprünge sind in Afrika zu finden. Dort hat unsere Geschichte angefangen. Unsere verwandten Affenmenschen, die im Einklang mit der Natur leben, findet man ausschließlich in den warmen und vegetationsreichen Gebieten unserer Erde – so wie die Schöpfung es erdacht hat.

Nur durch die Abkehr von der Urprogrammierung und der Trennung von der Natur ist es dem Menschen möglich in andere Gebiete und Klimazonen dieser Erde vorzudringen. Mit Hilfe kultureller Hilfsmittel machte er sich dort sesshaft und alles Weitere nahm seinen Lauf. Heute können wir Städte vorfinden, die Millionen von Menschen beherbergen.

Nun ist es so wie es ist. Wir haben uns in unnatürlich hohem Maße vermehrt und auf der ganzen Erde ausgebreitet. Unser Planet leidet und auch der großen Mehrheit von uns Menschen geht es nicht gut.

Krankheiten überkommen die Zivilisationen dieser Erde. Niemand bleibt wirklich davon verschont.

Was können wir also hier und jetzt tun, um unserem Organismus trotzdem gerecht zu werden, wo auch immer wir gerade leben?

Auf der Ebene der Ernährung ist es, wie gesagt, von äußerster Wichtigkeit, frische und rohe Nahrung direkt aus der Natur zu sich zu nehmen. Das kann nicht oft genug wiederholt werden.

Es ist außerdem von Nutzen, unsere Herkunft in Betracht zu ziehen und neben der täglichen „Direktnahrung" auch Früchte aus unserer eigentlichen Herkunft – dem tropischen Klimaraum – in unsere Ernährung mit aufzunehmen.

Diese sind aufgrund der stärkeren Sonneneinstrahlung meist nahrhafter und sättigender als die Früchte der kälteren Klimazonen.

Die klimatische Herangehensweise führt uns auch zu einer Betrachtung von Essenszeiten. Schauen wir uns unsere verwandten Menschenaffen an, so können wir beobachten, dass diese die Nahrungsaufnahme am späten Nachmittag beenden. Sie machen sich einen Schlafplatz zurecht und kommen langsam zur Ruhe.

Sie folgen diesem Rhythmus, weil es in den Tropen täglich gegen 18 Uhr schlagartig dunkel wird.

So wie wir, sind auch die anderen Menschenaffen aufgrund ihrer körperlichen Ausstattung dafür gemacht, bei Dunkelheit zu ruhen. Wie sollen wir auch sehen mit unseren Augen, wenn es um uns herum dunkel ist? Unsere Augen können nachts nicht viel erkennen. Wie sollen wir dann draußen herumlaufen, nach Essen suchen oder andere Dinge tun, wenn wir nicht einmal die Hand vor Augen erkennen können?

So einfach ist die Natur. Sie zeigt Dir, wie Du Dich verhalten sollst. Sie führt Dich an der Hand, wenn Du sie lässt. Du und Dein Verdauungssystem sind nicht dafür gemacht am späten Abend oder nachts zu essen.

Wie Du siehst hängt alles miteinander zusammen. Im Schöpfungsprinzip ist stets die gleiche Fügung und Perfektion zu erkennen.

Wenn es also eigentlich für uns nicht möglich ist, nach 18 Uhr zu essen, dann solltest Du Dich auch nicht gegen die Naturgesetze stellen und es trotzdem tun.

Dein Schlaf und Deine Erholungsphase in der Nacht können durch spätes Essen gestört werden, insbesondere wenn Du ein sehr empfindlicher Mensch bist, was das Schlafen angeht.

Dein Körper muss dann nachts verdauen, statt am Tage, worauf er nicht programmiert ist. Du kommst somit nicht richtig zur Ruhe.

Esse also nichts mehr nach 18 oder 19 Uhr. Höre einfach auf zu essen, auch wenn Du nicht satt bist – was soll's! Probiere es aus. Bewerte es nicht als etwas Schlimmes, sondern tue es einfach.

Dein Gefühl von Hunger und Sättigung wird sich verändern.

Zu Beginn wirst Du das gewohnte „schwere" Sättigungsgefühl, dass Dir Dein Leben lang bekannt war, vermissen. Irgendwie fehlt etwas, denkst Du, obwohl Du viel frische Nahrung gegessen hast und nichts mehr in Deinen Magen hineinpasst.

Dazu möchte ich nur kurz eine kleine Geschichte von mir erzählen:

Ich reiste gerne nach Mittelamerika und vor meiner Nahrungsumstellung aß ich dort stets mit Genuss das typische Gericht bestehend aus Reis, Bohnen, Fisch und Salat. Mir bekam es immer vorzüglich und ich fühlte mich stark und satt.

Als ich Jahre später wieder dort war, um Pflanzen und Nahrung zu studieren, wurde ich schwach und bestellte trotz meiner neuen Lebensweise dieses Gericht.

Es schmeckte mir immer noch gut.

Doch dann fühlte ich plötzlich in meiner Magengegend etwas sehr Unangenehmes. Ich dachte mir wirklich, ich hätte statt des Essens einfach zwei große Steine verschluckt, die nun in mir lagen – einer links und einer rechts. Mich überkam eine bleierne Müdigkeit und ich schaffte es noch gerade, mich mit viel Mühe in meine Herberge zu schleppen. Dort legte ich mich sofort hin und fiel Sekunden später in einen mehrstündigen Schlaf.

Kommen wir nun noch kurz zu einem weiterem Punkt, dem Trinken.

Natürlich musst Du viel trinken, wenn Du etwas Verarbeitetes isst, was dazu meistens auch noch gesalzen ist. Diese Form von Nahrung enthält im Allgemeinen wenig Flüssigkeit.

Auch ich habe dann Durst und trinke mehr.

Wenn Du aber nur noch frische Nahrung isst, wirst Du weniger Durst haben und Du wirst automatisch viel weniger trinken.

Das ist in Ordnung.

Frische Nahrung besteht zum größten Teil aus gebundenem Wasser. Ob Gurke, Salat, Löwenzahn oder Rosenblüten – all diese Nahrungsmittel weisen einen Wasseranteil von über 95 Prozent auf. Sogar frische Äpfel bestehen zu 85 Prozent aus Wasser und Bananen enthalten circa 75 Prozent Wasser. Ist es ein Zufall, dass auch unser Muskelgewebe zu 75 Prozent aus Wasser besteht? Unser Flüssigkeitsbedarf hängt also von den Speisen ab, die wir essen und kann von daher niemals generell festgelegt werden.

Die Flüssigkeit, die Dein Körper benötigt, nimmst Du mit der artgerechten Ernährung weitestgehend automatisch zusammen auf, genauso wie es für Dich gemacht wurde und niemals von einem Menschen nachzuahmen ist.

Vertraue Deinem Körper.

Wenn Du Durst haben solltest, trinke stets nur stilles Wasser in normaler Raumtemperatur.

Trinke nur selten von Dir selbst gepresste Säfte, wenn Du dies unbedingt möchtest. Die Säfte, die Du kaufst, kommen meist aus Fabriken.

Was auch immer Gutes und Verheißungsvolles auf der Verpackung steht – sie können von daher nicht frisch sein! Bedenke auch all die Pestizide und Zusatzstoffe, die Du Dir damit wahrscheinlich noch mit einflösst.

Es ist auch unnatürlich, heiße Getränke zu trinken. Welches Lebewesen macht dies? Ich denke insbesondere dabei an Teegetränke, die bei Krankheit getrunken werden sollen. Ich bin davon irgendwie trotzdem nie schneller gesund geworden und auch im Winter trotzdem stets krank gewesen.

Wozu also dieser ganze Tee? Wegen der Kräuter, die darin sind und zerkocht werden? Dazu kommt auch noch, dass das Heiße in den Magen-Darm-Trakt gelangt und damit den Rest der dort lebenden Mikroorganismen zerstört, deren Symbiose mit Dir für Dich so wichtig ist.

Alkohol und Kaffee sind von allen Getränke wohl diejenigen, die Dich am meisten schädigen können. Schon allein Deine Abhängigkeit davon müsste Dir ausreichend aufzeigen, dass dies unnatürliche, menschliche Zubereitungen sind, die Dir auf Dauer nicht gut tun.

Kaffee hat auf Dein System einen höchst übersäuernden Effekt. Dein Magen-Darm-Trakt reagiert auf dieses fremdartige Getränk und macht Dich anfällig für alle möglichen Krankheiten. Magen- und Unterleibs-krämpfe, Gastritis, Sodbrennen und das sogenannte „Reizdarmsyndrom" sind nur der Anfang. Neben dem Risiko an Darmkrebs zu erkranken, wird Dein ganzer Körper in Mitleidenschaft gezogen.

Sei wachsam – ohne Kaffee!

Starke Gesundheitsprobleme entstehen dadurch, dass der Konsum von Kaffee Deine Verdauungsprozesse verändert. Die Nahrung, die Du zu Dir nimmst, kann dann nicht mehr regelgerecht verarbeitet werden. Die zu verdauenden Nahrungsinhalte laufen schneller durch Dein System als natürlich vorgesehen. Oft ist dies ganz praktisch daran zu erkennen, dass der Besuch der nächsten Toilette durchaus mit dem Konsum von Kaffee in Zusammenhang gebracht werden kann.

Was sind jedoch die daraus resultierenden Kon-sequenzen?

Wird unsere Nahrung nicht regelgerecht aufgespalten, dann verpassen wir die Aufnahme wertvoller Lebens-bausteine. Hochwertige Nährstoffe, wie Eisen, Zink, Magnesium oder Vitamin B, werden Dir aufgrund Deines Kaffeekonsums fehlen.

Bedenke auch, dass die Kaffebohnen einen starken Röstungsprozess unterlaufen, bevor Du sie überhaupt kaufen kannst.

Es ist bekannt, dass starke Röstungsprozesse krebserregende Substanzen wie Acrylamid hervorbringen.

Wieso wird dies beim Kaffee ignoriert?

Hinzu kommt, dass Dein System automatisch Stresshormone wie Cortisol und Adrenalin ausschüttet, was Deinen Körper ganz natürlich zu folgenden Reaktionen veranlasst: Anspannung der Muskeln, Zunahme der Herzschlagfrequenz und Anstieg des Blutdrucks.

Deinem System wird suggeriert, dass Du Dich in einer wirklich ernsten Notsituation befindest.

Du wirst in einen Zustand versetzt, der Dich zur Flucht oder zum Kampf vorbereitet.

Wo aber ist der Tiger?

Musst Du wirklich die ganze Zeit ums nackte Überleben kämpfen? Den ganzen Tag?

Oder würde das nicht nur ab und zu nötig sein?

Du bist die ganze Zeit „auf Draht".

Du stehst konstant unter grossem Stress, auch wenn Du es nicht merkst und Du sehr gut zu arbeiten scheinst. Dir fällt es gar nicht auf, denn es ist nirgendwo eine Spur davon zu sehen, dass Dein Überleben in Gefahr ist.

Lässt die Wirkung des Kaffees nach, fühlst Du Dich müde und ausgelaugt, vielleicht sogar etwas gereizt.

Die Ursache dafür wird jedoch in anderen Dingen gesucht und auf geht's zur nächsten Tasse Kaffee!

Was tust Du Dir und Deiner Gesundheit eigentlich an? Wie kannst Du Dich so schlecht behandeln?

Liebst Du Dich denn gar nicht?

Kaffee zu trinken stellt eine große Gefahr für Deine Gesundheit dar und ist wirklich nichts Natürliches.

Auch wenn ich es für Zeitverschwendung halte, lasst uns kurz über den Konsum von Alkohol sprechen.

Das Trinken von alkoholischen Getränken, in welcher Form auch immer, schwächt Dein Immunsystem auf das Höchste.

Betroffen ist insbesondere die Abwehr von Viren und Tumorzellen. Gelangt das Produkt „Alkohol" in Deinen Körper, wird es in die starkgiftige Substanz Acetaldehyd umgewandelt, was Deine DNA schädigt.

Nur dann, wenn die DNA eines Menschen verändert beziehungsweise geschädigt ist, kann auch Krebs entstehen.

Sei es Darmkrebs, Brustkrebs oder Mundkrebs, das Risiko durch den Konsum von Alkohol an Krebs zu erkranken, ist deutlich bewiesen.

Auch Dein Gehirn trägt Schaden davon: Du zerstörst wichtige Nervenverbindungen!

Dein Erinnerungsvermögen, die Fähigkeit, sich Dinge zu merken, schwinden.

Alkoholkonsum verursacht Gastritis, Bluthochdruck, Geschwüre und Schlaganfälle.

Wirst Du das nächste alkoholische Getränk immer noch so sehr genießen?

Die Spermaqualität und -quantität ist auch betroffen.

Allgemein kann bei Männern mehr Östrogen und weniger Testosteron im Körper gefunden werden.

Die meisten Menschen, die regelmässig Alkohol trinken, legen an Gewicht zu. Alkohol macht „fett".

Obwohl alkoholische Getränke reich an Kalorieren sind, hast Du großen Appetit. Das liegt daran, dass Deine Zuckerreserven vom Körper in Sicherheit gebracht und gespeichert werden.

Ist das nicht irgendwie abstoßend?

Alkohol ist giftig. Du verlierst Flüssigkeit und wertvolle Mineralien. Du bekommst Kopfschmerzen und Dein Schlaf wird gestört.

Der Konsum von Alkohol vergiftet Dich und zerstört Deine Leber.

Es ist wirklich mehr als unangebracht, Alkohol zu trinken.

Beides, Kaffee und Alkohol, schadet Dir in hohem Maße.

Höre damit auf, so etwas zu trinken.

Wie sehr jedoch hängen viele von uns an ihrem Kaffee, um wach zu werden oder dem Glas Bier oder Wein um zu entspannen oder gesellig zu sein. Lass dies doch einmal weg und Du siehst, wie es Dir eigentlich geht.

Was ist das eigentlich für eine Lebensweise, die wir uns da angewöhnt haben? Willst Du nicht lieber gesund sein?

Willst Du nicht lieber entscheiden, was Du zu Dir nehmen willst, als von etwas abhängig zu sein und blind auf Deine Gewohnheiten und Begierden zu hören, ohne Rücksicht auf die Konsequenzen?

Wenn Du müde bist, dann frage Dich warum. Spring statt des Kaffees doch zur Abwechslung drei Mal kräftig hoch, renne eine Runde um den Block oder mache einen Kopfstand.

Entscheide Dich einfach bewusst anders. Tue dies für Dich und Deine Gesundheit. Was Dich dann erwartet, ist vielleicht noch viel besser, als das, was Du jetzt gerade fühlst.

Wenn Du also ab nun etwas trinkst, trinke stets nur stilles Wasser in normaler Raumtemperatur. Erkundige Dich über die Inhaltstoffe Deines Wassers und vermeide solches mit viel Chlorid, sowie Wasser aus Plastikflaschen.

Ich finde es sehr schade, dass wir uns auf unserem wasserreichen Planeten überhaupt darüber Gedanken machen müssen, woher wir sauberes Wasser bekommen.

Zuletzt sollte zur Ernährung im Allgemeinen noch gesagt werden, dass Du alles stets in Ruhe zu Dir nehmen solltest. Mache nichts anderes dabei, wenn Du isst. Rede nicht, lies keine Zeitung und schaue kein Fernsehen dabei. Dein Essen möchte in Ruhe aufgenommen und verdaut werden und dies beginnt schon mit dem gründlichen Kauen in der Mundhöhle.

Dort werden bereits alle wesentlichen Verdauungsprogramme in Gang gesetzt.

Esse nie, wenn Du emotional aufgewühlt bist und esse nie, wenn Du in Eile bist.

Wie ging es eigentlich bei mir auf der Ernährungsebene weiter? Im Folgenden möchte ich meine Geschichte weiter erzählen:

Die drei Monate „Probezeit" waren um. Ich absolvierte täglich mein Gesundheitsprogramm. Es fiel mir teilweise immer noch etwas schwer andere Menschen essen zu sehen. Doch meine Freunde und meine Familie halfen mir standhaft zu bleiben, denn sie sahen, welch positive Veränderungen ich nach all den Jahren des Leidens erlebte. Es ließ sich tatsächlich auch so mehr als gut leben. Ich war zum ersten Mal in meinem Leben richtig glücklich. Ich spürte, ich wollte nicht mit meinen neu gewonnenen Gewohnheiten brechen. Sie waren nur drei Monate und nicht 30 Jahre alt, so wie die alten Gewohnheiten. Ich wollte das Neue in meinem Leben hegen und pflegen.

Ich empfand Gefallen an der neuen Lebensweise. Ich spürte, wie gut sie mir tat. Ich entschied mich also, damit weiterzumachen. Ich wollte mir die Sache ein ganzes Jahr anschauen. „Was ist schon ein Jahr", dachte ich mir. Ich hatte etwas an Gewicht verloren, was ich im Auge behalten wollte. Ich vertraute darauf, dass die Dinge ihre Zeit brauchten und ich wieder zunehmen würde.

Und so war es dann auch. Nach sechs Monaten begann ich damit, wieder automatisch an Gewicht zuzunehmen und heute habe ich mein altes Gewicht wieder. Es funktionierte tatsächlich!

Ich wollte nie wieder Salz, Zucker oder Brot essen. Mir war nicht mehr danach. Auch bei Fertigprodukten schüttelte es sich in mir, wenn ich nur daran dachte. Ich wollte all diese Dinge nicht mehr in meinen Körper aufnehmen.

Brot erinnert mich mehr und mehr an Pappe oder Paketpapier. Ich sah nichts Nahrhaftes mehr daran, außer, dass es den Magen voll machte. Gekochtes Essen auf dem Teller sah für mich aus, als wenn es vorher schon einmal verdaut worden war – weich und schlabberig.

Aß ich mal etwas anderes als frische Nahrung, spürte ich die Wirkung gleich. Bei Milchprodukten machte sich sofort Schleim in meinen Nebenhöhlen bemerkbar, der jedoch mit der Aufnahme der natürlichen Ernährungsweise sehr bald wieder verschwand – zum Glück! Wie angenehm, diesem Kommen und Gehen von Krankheiten nicht mehr hilflos ausgeliefert zu sein! Nach vier Monaten merkte ich, dass ich *hier und da meinen verwöhnten Geschmacksnerven doch etwas geben wollte. Auch bei sozialen Angelegenheiten war meine Lebensweise etwas störend. Dennoch, ich wollte dabei bleiben. Ich konnte mir nichts anderes mehr vorstellen. Mir ging es einfach zu gut und ich fühlte mich so klar.*

Ich entschied mich für einen Kompromiss. Ich wollte einmal in der Woche eine Ausnahme machen und meinen schwatzenden Geist zur Ruhe zu bringen. So aß ich bei Gelegenheiten wie Einladungen, Geburtstagen oder einfach mal so, etwas anderes. Es war schön, auch wieder etwas anderes zu schmecken. Niemals aber aß ich je wieder Zucker, Brot, Fertigprodukte oder andere belastende Dinge. Das wollte ich mir tatsächlich nicht mehr freiwillig antun. Aß ich mal etwas anderes, dann nur etwas Leichtes – Mahlzeiten, welche die meisten Menschen unserer Gesellschaft wahrscheinlich als „sehr gesund" ansehen würden.

Ich erkannte, dass ich nicht verbissen oder hart sein wollte. Ich wollte die artgerechte Ernährung mit Freude und auf lange Sicht als alltägliche Gewohnheit in meinem Leben etablieren. Ich achtete bewusst darauf, dass ich nicht meine neuen Gewohnheiten auflöste und dass die Ausnahmen auch Ausnahmen blieben. Und so blieb es auch dabei. Wie gesagt, es ging mir viel zu gut. Es wäre undenkbar gewesen, dieses neue Wohlgefühl gegen alte Gewohnheiten einzutauschen. Ich behielt also den Überblick und blieb dabei. Gab es viele Gelegenheiten für Ausnahmen, aß ich meine Früchte oder ein paar Nüsse, die ich mir mitbrachte. Interessanterweise habe ich dann meist immer die Erfahrung gemacht, dass viele Menschen dem Thema gar nicht so abgeneigt waren. So wurden mir oft viele Fragen gestellt und ich stelle fest, dass viele Menschen diese Ernährungsweise sehr ansprechend und nachahmenswert fanden.

Ich vermisste immer weniger meine alte Ernährung. Es war keine Option mehr für mich.

Als ein Jahr vergangen war, zog ich Bilanz. Was war passiert? Was hatte sich verändert?

Ich nahm keine Tabletten mehr. Ich war nicht mehr anfällig für Krankheiten. Ich konnte mich wieder mehr bewegen und belasten als früher. Ich konnte wieder schlafen. Ich war positiv und optimistisch gestimmt und ich hatte mich von vielen Dingen getrennt, die mir nicht gut taten.

Es war klar für mich. Nach solch einer positiven Bilanz entschied ich mich, so lange bei der neuen Lebensweise zu bleiben, wie ich es für richtig hielt.

Bisher ist mir noch keine bessere Ernährungsweise begegnet.

Oft wird mir auch die Frage gestellt, was ich eigentlich den ganzen Tag esse und wie ich davon satt werde. Im Folgenden gebe ich nun ein ganz konkretes Beispiel aus meinem Alltag, stellvertretend dafür, wie ich mich im Allgemeinen ernähre:

Meine Ernährung hängt zuallererst davon ab, wo ich lebe, denn sie sollte frisch sein.

Typischerweise esse ich am Morgen Obst und Wildpflanzen, welche ich, wenn möglich, frisch pflücke oder vom Vortag im Kühlschrank habe. Im Laufe des Vormittags esse ich Nüsse oder Samen. Um die späte Mittagszeit esse ich meist einen Salat. Ich nehme dazu herkömmlichen Bio-Salat und untermische darin Wildpflanzen, Blütenblätter sowie Gurken, Tomaten und viele frische Kräuter wie Schnittlauch, Petersilie oder Koriander. Darüber träufele ich einfach eine Zitrone oder etwas Wasser. Dazu esse ich gerne eine Avocado, Möhren oder Sonnenblumenkerne. Gegen Abend esse ich meistens Obst und Pflanzen. Ab spätestens 19 Uhr nehme ich einfach nichts Essbares mehr zu mir, egal wie satt ich mich fühle.

Ich glaube, wir essen sowieso stets zu viel.

Diese Ernährungsweise ist mit keinem großen Aufwand verbunden, da Du nicht mehr kochen oder viel spülen muss – wie angenehm und zeitsparend. Egal wo Du hingehst, kannst Du Dir immer etwas mitnehmen oder je nachdem, wo Du Dich aufhälst, pflücke Dir einfach etwas an Ort und Stelle. Wenn ich einen bestimmten Baum oder eine essbare Pflanze sehe, greife ich einfach zu. Mit einem kleinen Griff in die Fülle, die uns umgibt, hast du schnell wieder frische Lebensenergie in Dich aufgenommen.

Das Leben ist schön.

Schau es Dir an und nimm es in Dich auf.

Sollte ich den ganzen Tag unterwegs sein, in einem
Gebäude, auf der Arbeit oder auf Reisen sein, mache ich
mir am Vorabend ein Essenpaket für den nächsten Tag.
Ich nehme einfach eine Tupperdose mit Salat mit, ein
Tütchen mit Nüssen und eine Tüte mit Obst – fertig. So
einfach geht das!

Zum Abschluss dieses Kapitels möchte ich noch eine
weitere Konsequenz dieser Ernährungsweise erwähnen.
Das Tolle bei dieser Ernährung ist, dass Du kaum noch
Müll produzierst. Es fühlt sich gut an, dass Deine
Essensabfälle alle auf den Kompost können. Anstatt
unsere Erde zu belasten, produzieren Deine Abfälle
dann sogar fruchtbaren Boden. Ist das nicht ein
Wunder? Mit dieser Lebensweise schadest Du unserem
Planeten weitaus weniger. Alles bleibt in Frieden und
Harmonie. Ist es nicht auch ursprünglich so vor-
gesehen?

Das Kapitel über die artgerechte Ernährungsweise war
sehr ausführlich, weil diese am Weitesten von unserem
bekannten Denken und unseren täglichen Gewohnheiten entfernt ist. Daher musste das Thema Ernährung
besonders ausgiebig beleuchtet werden. Das folgende
Kapitel beschäftigt sich mit der Ebene des artgerechten
Bewegens.

Die Ebene des artgerechten Bewegens hat den gleichen
Stellenwert für Deine Gesundheit und Dein Wohlgefühl

wie die der artgerechten Ernährung. Sie ist vielleicht sogar noch etwas wichtiger. Lies also auch dieses Kapitel genau und setze das Gelesene in Deinen Alltag um, falls es für Dich stimmig scheint.

II. Artgerechtes Bewegen

Eines steht sicher fest: Der Mensch muss sich artgerecht bewegen, sonst geht es ihm auf Dauer schlecht. Daran ist nichts zu rütteln, so bequem wir auch sein mögen. Unsere Urprogrammierung ist in uns. Unsere Anlagen sind dafür vorgesehen, dass wir flexibel und agil sind und dass wir uns ausdauernd und kräftig bewegen. Dies wurde uns zum Leben und Überleben mitgegeben.

Viele Informationen über die Natur in uns wurden bereits im Kapitel über die artgerechte Ernährungsweise erläutert. Daraus schließend stellt sich nun folgende Frage: Mit welchen Bewegungsabläufen würden wir uns diese Nahrung denn beschaffen?
Schauen wir uns als Lebewesen in der Natur an, lassen sich wahrscheinlich solche Bewegungsabläufe vorfinden, welche ich im Folgenden aufzählen werde. Du solltest Dich bei Deinem körperlichen Training, auf das wir gleich noch zu sprechen kommen werden, an diesen natürlichen Bewegungsübungen orientieren. Ich versuche die Bewegungsabläufe nun kurz zu beschreiben:
Unser natürliches Leben würde daraus bestehen, viel zu gehen, zu laufen, zu hocken, uns weit nach oben und uns zu allen Seiten zu strecken, uns an etwas

hochzuziehen, Dinge an uns heranzuziehen, etwas wegzuschieben oder hochzuheben, zu klettern, zu hangeln, über Hindernisse zu steigen, von Erhöhungen herunterzuspringen, zu balancieren und zu kriechen.

Diese Bewegungen sollten wir täglich auszuführen. Tun wir dies nicht, führen wir eine Lebensweise, welche unserem Körper nicht gerecht wird. Als Folge davon können wir uns unwohl fühlen und krank werden.

Die Liste der natürlichen Bewegungsabläufe ist natürlich noch um ein vielfaches länger und komplexer. Vielleicht wirst Du dies ja auch selbst feststellen, wenn Du Deine Pflanzen oder Beeren pflücken gehst. Natürlich musst Du nun nicht wie ein Wilder draußen im Dickicht herumhüpfen, obwohl ich es durchaus empfehlen kann, den Trott der präparierten Wege zu verlassen und echten Wald- und Wiesenboden zu betreten. Er ist so traumhaft weich und sanft. Eine wahre Wohltat, die uns von der Schöpfung zum Gehen und Laufen bestimmt ist – Erde – und nicht Beton.

Nicht nur die natürliche Ernährungsweise führt uns zu einem Verständnis von artgerechter Bewegung. Jeder Organismus hat den perfekten Körper dafür bekommen, dass er all jene Bewegungen ausführen kann, die für seine spezifische Lebensweise und seinen spezifischen Lebensraum nötig sind. Man müsste als Mensch in der Natur wahrscheinlich auch gelegentlich schnell rennen oder zügig auf den nächsten Baum klettern, um sich vor Gefahren in Sicherheit zu bringen. Man müsste sich seine eigene Schlafstätte präparieren. Man würde oft Kinder mit sich herum tragen, nah am Körper. In der freien Natur gibt es keinen Kinderwagen oder siehst Du ein Tier, das seine jungen Nachkommen darin herumschiebt? Die Kleinen sind stets dem Körper eines Erwachsenen nah und sie werden von der ganzen Gruppe wohl behütet. Aber auch sie werden gefordert. Schon ganz früh müssen sie lernen, sich gut am Körper eines Familienmitglieds festzuhalten, damit sie nicht hinunterfallen.

Versuche Dich wieder einmal zu fragen, was ist eigentlich natürlich von dem, was ich tue? Wie bereits erwähnt, kannst Du Dir mit dieser Frage stets selber helfen, wenn Du Zweifel hast oder Dich nicht gut fühlst. Welche Bewegungsabläufe, die Du täglich ausführst, sind noch natürlich?

In unserer modernen Gesellschaft muss Dein Körper fast den ganzen Tag für ihn unnatürliche Bewegungen ausführen. Meist sind unsere Bewegungen im Alltag zu wenig und im Sport zu einseitig.

Du solltest gehen, laufen, springen, Dich strecken und recken; kriechen, liegen, herumklettern, ziehen, schieben und vieles mehr, so wie bereits angedeutet wurde.

Insbesondere das ausreichende Gehen und Laufen, sowie das Dehnen und Strecken fehlt im täglichen Leben meist weitestgehend. Dies jedoch sollte Alltag sein und nicht das Sitzen auf Stühlen, Sofas und im Auto oder andere einseitige Belastungen, wie beispielsweise den ganzen Tag zu stehen oder einen Presslufthammer zu halten.

Leidest Du stets unter Verletzungen, dann stimmt etwas nicht mit der Sportart, die Du betreibst. Pass auf langfristige Dauerschäden durch diese an Deinem Bewegungsapparat auf. Frage Dich: „Würde ich diese Bewegung in einer natürlichen Lebensweise wirklich ausführen?"

Gehe mehr zu Fuß – jedoch auf natürlichem Boden und nicht auf Beton. Siehst Du auf Deinem Weg einen Ast über Dir, spring hoch und lass Deinen Körper mal daran herunterhängen. Ziehe Dich an ihm hoch und kräftige so Deine Muskeln.

Achte darauf, Dich ab nun natürlich und harmonisch zu bewegen.

Die meisten Sportarten sind leider nicht auf unsere körperliche Anlagen abgestimmt und stören seine harmonischen Abläufe und auf Dauer auch seine Funktionsfähigkeit. Gewisse Sportarten können unser System überbelasten, weil sie nicht artgerecht sind. Sie sind quasi nicht brauchbar für unser Überleben. Ob es die Bewegungsabläufe beim Tennis, Judo, Fußball, Skifahren, Basketball, Rudern, Marathonlaufen oder solche anderer Sportarten sind, es sind Belastungen für

Deinen Körper, für die er nicht erschaffen ist. Dies spürst Du früher oder später an Schmerzen, Verletzungen, Entzündungen oder Verschleiß.

Dein Organismus setzt Dir damit ein Zeichen, dass es ihm nicht gut tut und bittet Dich davon abzulassen, damit er weiterhin ohne Störungen funktionieren kann. Bei artgerechten Bewegungen wirst Du damit keine Probleme haben. Das Leben ist schön und angenehm und Du fühlst Dich gut. Es wird Dir immer besser gehen und Du wirst Dich immer fitter und agiler fühlen. Trotzdem, finde Deinen Weg – es sollte ja auch noch Spaß machen. Finde die für Dich richtige Balance, so dass Du nicht leiden musst. Es ist auf jeden Fall wichtiger sich überhaupt zu bewegen, und zwar ausreichend und regelmäßig. Am besten ist es, wenn Du täglich Dein natürliches Bewegungstraining ausführst. Gestalte jedoch einen Tag in der Woche „trainingsfrei". Regeneration und Entspannungsphasen sind Teil eines wirksamen Trainings, so wie das aktive Training selbst. Am allerwichtigsten ist, dass Du dabei bleibst. Bleib in Bewegung – und zwar Dein Leben lang.

Wie bereits erwähnt, ist es wichtig, dass Du so viel wie möglich gehst. Schau Dir an, wie Du genau gehst oder frage einen Außenstehenden. Gehst Du aufrecht und doch ent-spannt? Dein Fuß sollte von der Ferse zum Ballen abrollen. Welche Schuhe trägst Du?

Von nun an versuche auch einmal etwas zu laufen und zu rennen – wenigstens ein bisschen. Beachte Deinen Laufstil. Unser natürlicher Laufstil ist einfach herbeizuleiten: Was wäre, wenn wir keine Schuhe hätten?

Beim Laufen und Rennen solltest Du kleine Schritte machen und zuerst mit den Ballen aufkommen und nicht mit der Ferse, wie die meisten Hobbyläufer es tun. Dieses unnatürliche Laufverhalten wird durch das moderne Schuhwerk verursacht, welches die natürliche Laufbewegung des Barfußlaufens verfälscht.

Besorge Dir dünne, biegsame Laufschuhe oder so-genannte Zehenschuhe, die dem Barfußlaufen am nächsten kommen.

Laufe auch mal Barfuß, wenn du kannst. Das ist Dein natürliches Verhalten. Ganz hervorragend ist diese Art des Laufens in dem Buch „Born to run" von McDougall beschrieben worden.

Gib nicht sofort auf und sei nicht zu hart zu Dir. Taste Dich langsam an die Dinge heran und habe Geduld. Aber mache weiter. Tue etwas.

Versuche Dich ab jetzt stets in all Deinen natürlichen Bewegungsübungen wohl zu fühlen, auch wenn sie an-strengend erscheinen. Spannst Du eventuell Muskeln an, die Du für diese Bewegung eigentlich gar nicht brauchst – vielleicht Dein Gesicht oder Deine Hände? Was macht Dein Atem? Atmest Du weiter oder hältst

Du die Luft an? Dein Körper benötigt Sauerstoff, um Bewegungen auszuführen, gerade dann, also – atme!

Versuche ab nun ganz bewusst weniger zu sitzen. Gerade Dein Lieblingssofa mag Dir heimlicherweise große Beschwerden bereiten.
Stell alle Sitzgelegenheiten für eine Zeit zur Seite. Beobachte, wie viel Du eigentlich am Tag sitzt. Auch Autofahren ist eine sitzende Angelegenheit. Ich denke, dass für die meisten von uns, der Anteil der Zeit, die wir sitzend verbringen, mehr als genug ist.
Vielleicht musst Du unvermeidlicherweise bei Deiner Arbeit sitzen. Aber dann sitze nicht auch noch in den Pausen und insbesondere nicht in Deiner Freizeit. Kein Wunder, dass so viele Menschen in unserer Gesellschaft unter Rückenschmerzen leiden. Liege, hocke, stehe oder gehe stattdessen. Wenn Du sitzt, setze Dich ganz an die Vorderkante des Stuhls, mit aufrechtem Oberkörper, beide Beine im 90 Grad Winkel fest auf dem Boden verankert.
Deine Haltung und Deine Sitzgewohnheiten werden sich verändern. Du musst es einfach nur eine Zeitlang tun. Zudem vergiss ab nun niemals, Dein artgerechtes Bewegungsprogramm auszuführen. Es gibt immer Zeit dafür. Es ist eine Frage der Priorität.
Gezieltes Muskeltraining kann, insbesondere zu Beginn und auch um Gewicht zuzulegen, hilfreich sein – zur

Not auch einmal im Fitnessstudio. Gerade wenn Du damit beginnst Deine Lebensweise umzustellen, kann dies notwendig sein. Dein ganzer Körper ist dabei sich zu verändern und Muskeln wollen sich nun verstärkt ausbilden. In der Natur benutzt Du Deine Muskeln täglich und viel.

Mit der artgerechten Ernährung nimmst Du eine Nahrung zu Dir, welche Dich aufbaut, wenn Du gleichzeitig auch Deinen Körper und Deine Muskeln trainierst. Alles hängt zusammen und voneinander ab. Vergiss das nicht.

Wenn man alles im Ganzen betrachtet ist es schon ein Wunder von der Schöpfung, wie wir erschaffen wurden und wie eines ins andere greift. Unsere Hauptlymphe befinden sich an den Leisten und Achseln – nichts ist Zufall. Sie befinden sich gerade an jenen Stellen, an denen der Körper naturgemäß am meisten bewegt wird und nicht anderswo, wie beispielsweise auf dem Schienenbein oder auf dem Kopf. Die Hauptlymphe befinden sich genau da, wo sie stets gut bewegt werden und können so wunderbar arbeiten und entgiften. Das viele Gehen, Laufen und Hocken sowie das Beugen und Strecken der Arme macht genau das. Alles ist perfekt eingerichtet und wird ganz automatisch für uns geregelt, wenn wir uns an unseren Platz in dieser Schöpfung halten.

Über die Bewegung wirst Du vertieft anfangen zu

atmen, damit Deinem Körper Sauerstoff zugeführt werden kann. Tust Du dies an der frischen und gesunden Luft, so gelangt diese dabei automatisch über die Lungen in Dein Herz-Kreislaufsystem und Deine Zellen werden mit hochwertigstem Sauerstoff versorgt und gereinigt. Wieder einmal greift eines ins andere.

Bewege Dich jeden Tag ausgiebig, mindestens zwei Stunden. Wenn Du Dir unsicher bist, sind zum Erlernen von gesunden Dehn- und Kräftigungsübungen auch bestimmte Übungen aus dem Pilates, Yoga oder anderen Heilgymnastiken hilfreich. Du musst Dich nicht ständig von Ast zu Ast schwingen.

Wenn Du möchtest kannst Du auch einen Kurs belegen oder mit einer Übungs-DVD Zuhause trainieren. Dies sollte natürlich nur ab und zu passieren, denn die meiste Zeit wirst Du in der Natur sein.

Vergiss nicht, dass Dein Körper ganzheitlich beachtet werden will. Dehnen und Kräftigen ist sehr gut, aber dies ist nicht alles. Dein Herzmuskel und damit Deine Ausdauer sollte auch trainiert werden. Ich wiederhole: Gehe und laufe viel, sonst belastest Du Dich wieder zu einseitig.

Der Autor Franz Konz hat ein wunderbares Übungsprogramm für artgerechtes Bewegen mit Abbildungen zusammengestellt, von dem Du Dich auch inspirieren lassen kannst.

Beim artgerechten Bewegen sollte stets der ganze Körper betrachtet und gewürdigt werden. Sorge für Dein Wohlbefinden, indem Du alles bewegst.

Von Kopf über Gesicht und Kiefer zu Hals, Nacken und Schulter. Trainiere Deine Arme, kümmere Dich um Ellbogen, Handgelenke und dehne und kräftige alle Finger.

Halte Deinen Oberkörper und Deine Wirbelsäule weich und geschmeidig. Trainiere Bauch- und Rückenmuskulatur. Dein Körper will ganz gesehen werden. Kümmere Dich um Deinen Beckenboden, Deine Hüften und Dein Gesäß. Kräftige und dehne Deine Beine und beachte Deine kleinen aber so wichtigen Fußmuskeln. Dehne Deine Zehen zu allen Seiten und massiere Deine Fußsohlen. Deine Füße tragen Dich Dein Leben lang und werden dafür in unnatürliches Schuhwerk gepresst. Sie sind die Basis für Deine ganze Haltung. Werde ihnen gerecht. Massiere Deine Kopfhaut ab und zu und lockere Deine Beine und Arme, in dem Du sie ausschüttelst. Lasse los, wenn Du nicht trainierst. Versuche wieder mit Deinem Körper in Kontakt zu kommen. Geführte Körperreisen, sogenannte Body-Scan-Übungen können dafür auch hilfreich sein.

Schaue einmal Kindern zu, wie sie auf dem Schulhof spielen. Es ist ein erstaunliches Schauspiel, wie ich vor kurzem beobachten konnte. Wie beeindruckend es ist, wie sie sich an die Reckstangen hängen, am liebsten kopfüber und dabei schwingen sie auch noch hin und her! Wie schade, dachte ich, dass ich so aus der Übung bin, dass ich mir das nun nicht mehr zutraue. Ich wusste in dem Moment, dass dies nichts mit dem Alter zu tun hatte und ich von meinen menschlichem Anlagen zu großartigen Bewegungsabläufen fähig war – aber die Übung, die Gewohnheiten der Muskeln und Nervenbahnen fehlten.

Kinder wissen noch intuitiv, wie man sich artgerecht bewegt. Mache einfach alles mit, was sie vorschlagen. Das wird sicher sehr lustig.

Unsere intuitive Bewegungsart und die Freude daran werden uns leider schon früh abgewöhnt. Mit sechs Jahren oder früher kommen wir in eine Institution namens Schule und werden gegen unsere Anlage dazu gezwungen, vollkommen still zu sitzen! Was ist das für eine Menschenerziehung oder sollte ich lieber wie der Autor Ruiz von Domestizieren sprechen?

Und wenn das Kind dann nicht stillsitzen kann, dann wird dies als „Problem" gehandhabt.

Damit zwingen wir unser Gehirn und unseren Bewegungs-Apparat, nicht Sitz-Apparat, im wahrsten Sinne in die Knie. Die Umgewöhnung beginnt somit bereits in frühen Jahren.

Nun aber erzähle ich Dir wieder von meinen eigenen Erfahrungen, davon wie ich Kontakt mit der Ebene der artgerechten Bewegung aufgenommen habe.

Zeitgleich mit der Umstellung meiner Ernährung versuchte ich mit starken Zweifeln meinen Körper wieder mehr zu belasten. Ich hatte stets schlechte Erfahrung damit gemacht und war der Sache gegenüber sehr kritisch eingestellt. Was sollte ich schon mit meinen schmerzenden Muskeln und Gelenken anfangen? Stets führte eine Belastung des Körpers zu weiteren Entzündungserscheinungen.

Zunächst konnte ich vielleicht 200 Meter gehen.

Ich wollte es wenigstens bis zum nächsten Stadtpark schaffen. Ich trug Kniebandagen und lief in humpelnder Weise. Dort angekommen machte ich ein paar leichte Dehn- und Kräftigungsübungen. Dies tat ich auch an den nächsten Tagen. Ich bewegte mich so gut es ging auf artgerechte Weise circa zwei Stunden täglich. Überraschenderweise hatte dies keine Verschlimmerung meiner Schmerzen zur Folge, entgegen meiner Erwartung. Ich war erstaunt. Ich versuchte mein Pensum ganz langsam und allmählich zu steigern. Manchmal hatte ich kleine Rückschläge, aber diese hielten nie lange an. Es ging steil bergauf mit meinem Wohlbefinden. Ich wusste die Rückschläge richtig einzuschätzen. Ich erkannte, dass metaphorisch gedacht, drei Schritte vor und ein Schritt zurück, in der Differenz immer noch zwei Schritte waren, die ich nach vorne gegangen war! Dies summiert sich im Laufe der Zeit gewaltig.

Zunehmend schaffte ich es, immer weitere Strecken zu Fuß zu laufen. Ich war erstaunt und glücklich. Nun konnte ich auch wieder mehr mit anderen Menschen mithalten, wenn

etwas unternommen wurde. Ich achtete bei meinen Rund-
gängen stets darauf, dass ich nicht auf betoniertem Asphalt,
sondern auf natürlichen Untergründen lief.
Mal sah ich einen Ast, der mich anlachte und ich sprang nach
oben, um mich an ihn dranzuhängen. Da hing ich tatsächlich
und baumelte hin und her. Gelegentlich versuchte ich mich
daran hochzuziehen oder meine Beine zu ihm zu führen.

Ich begann nach und nach all die Wälder meiner städtischen
Umgebung zu erforschen und lief querfeldein über Wiesen,
Wurzeln und Baumstämme durch die Natur. Manchmal
verlief ich mich dabei, was mich etwas ärgerte, aber doch
meist mehr amüsierte. Ich war ja in der prallen Zivilisation
und die Natur hört dort irgendwann auf.
So gelangte ich glücklicherweise stets irgendwie nach Hause.

Ich versuchte über Hindernisse hinüber zu steigen und von
kleinen Erhöhungen in das weiche Laub herunterzuspringen
– wie schön das war! Ich fühlte mich an meine Kindertage
erinnert und schaute zurück, wie leicht und schmerzfrei diese
Bewegungen mir früher vielen. Nun jedoch musste ich mich
sehr langsam und bedächtig an diese Arten des Bewegens
herantasten. Wieder einmal erstaunte es mich, wie weit sich
meine Bewegungsabläufe von meiner Natur entfernt hatten.
Mein Bewegungsapparat war zu Beginn auf all diese
Bewegungen nicht mehr vorbereitet. Ich musste ihn langsam
wieder daran gewöhnen.

Ich nahm Freunde mit in den Wald, statt mich mit ihnen im Cafe zu treffen. Sie waren sehr interessiert und auch ihnen schmeckten meine Lieblingspflanzen.

Einmal kletterte ich sogar mit einer Freundin auf einen Baum und wir unterhielten uns dort, in den Ästen sitzend, statt in der Kneipe um die Ecke.

Es war schon komisch dies als Erwachsener zu tun, aber war das nicht Teil der Ursache vieler Leiden? Natürlich wurden mir ab und zu ein paar komische Blicke gegeben, aber überraschenderweise kamen auch viele Menschen auf mich zu und wollten wissen, was ich da genau tat und warum. Sie fanden es gut und ich konnte spüren, wie auch in ihnen eine vergessene Sehnsucht schlummerte, wieder ausgelassen in der Natur zu sein. Aber der Anpassungsdruck und das Streben zum Verhalten nach der Norm sind groß. „Was sollen denn die anderen denken?" Wir wollen immer von unseren Mitmenschen geliebt und akzeptiert werden und haben große Angst davor, abgewiesen zu werden.

Auch Zuhause machte ich Dehn- und Kräftigungsübungen. Ich nahm es mir als Körperhygiene vor, so wie das Zähneputzen am Morgen. Es tat mir gut, auch wenn ich mich manchmal überwinden musste. Eine Zeitlang ging ich sogar auch in ein Fitnessstudio, um meine Muskeln nach all den Jahren gezielt wieder auszubilden und zu kräftigen. Lieber aber tat ich dies draußen an der frischen Luft. Manchmal sehnte ich mich nach etwas Abwechslung und Inspiration beim Training. Um wenig Umstände und Kosten *zu haben, besorgte ich mir eine paar gebrauchte Fitness-DVDs. So hatte ich spontan die Wahl, wann immer ich etwas Neues oder Anderes machen wollte: heute Yoga, morgen Pilates und übermorgen vielleicht Tae Bo. Ich hatte eine Riesenauswahl im Schrank. In der Bücherei lieh ich mir Bücher über Kraft- und Ausdauertraining aus und benutzte diese Informationen, um sie auf mein Wissen des artgerechtes Bewegens anzuwenden. Nichts von all diesen Informationsquellen übernahm ich einfach so. Stets prüfte ich, ob es natürlich und angemessen für meinen Organismus sei. Ich passte die Informationen also stets meinem neuen Verständnis an.*

Mir ging es immer besser. Ich erkannte aber auch an einigen Rückschlägen, dass ich stets sanft und liebevoll mit mir umgehen sollte. Ich musste meinem Körper neben dem Training auch Zeiten der Entspannung und Regeneration erlauben.

Ich war so froh, dass ich mich wieder mehr bewegen konnte, so dass ich auch andere Sportarten, Sportarten, die ich früher gerne ausgeübt hatte, wieder ausprobieren wollte. In Maßen war dies möglich und ich hatte Freude daran, aber auf Dauer spürte ich wieder vermehrt Schmerzen. Zunächst ärgerte es mich, aber es wunderte mich nicht. Ich verstand, dass das, was ich tat, keine natürliche Bewegung war und mein Körper auf Dauer nicht gut davon kommen würde. So zeigte mein Organismus mir schnell, was er wollte und ich respektierte es zu meinem Nutzen, denn ich wollte mich gut fühlen. So hielt ich das Maß, blieb weitestgehend bei der artgerechten Bewegung und übte andere Sportarten nur in geringem Umfang aus. Es war toll die Dinge zu verstehen und seinem Leid nicht mehr hilflos ausgeliefert zu sein.

Während dieser Zeit fiel mir auch auf, wie viel wir in unserer Gesellschaft sitzen.
Ich hatte es satt zu sitzen. Ich spürte, es bereitet mir Schmerzen. Ich nahm mir bewusst vor, mein Bewegungs- und Sitzverhalten im Alltag zu beobachten und so wenig wie möglich zu sitzen. Ich sagte mir: „Wie viel wir doch sitzen." Wenn ich mich nicht mehr bewegen kann oder will, dann finde ich eine andere Lösung. Ich lehne mich an, hocke mich hin oder lege mich hin, sei es auch auf den Boden. Auch das fiel mir zu Beginn schwer. Wie steif ich doch bereits war!

Acht Monate später konnte ich meine Kniegelenksbandagen, die ich stets zum Gehen und später zum Laufen tragen musste, ablegen. Ich habe sie bis heute nicht mehr gebraucht.
Für mich war das ein Wunder, hatte ich doch seit meinem 13. Lebensjahr stets Knieschmerzen gehabt. Ich verstand ganz klar, dass auch hier eines ins andere griff.
Nur zusammen mit der Ernährungsumstellung war ich überhaupt dazu in der Lage, meinen Bewegungsapparat wieder zu belasten. Mit der möglichen Belastung aber konnte ich ihn endlich wieder Schritt für Schritt aufbauen.

Die Natur ist schlau. Sie hat alle Lebewesen so ausgestattet, dass sie Überleben können. Dazu gehört auch in Momenten, in denen es möglich ist, zu ruhen und Energie aufzutanken. Leider ist unser Leben in unkontrollierbarer Weise aus den Fugen der Naturgesetze herausgefallen. Wir tragen das Programm in uns, Energie zu sparen und uns auszuruhen, wenn es möglich ist. Aber wir leben nicht in der Natur, in der wir viel Bewegung und körperliche Aktivität benötigen, um zu überleben. Wir haben unser Leben so gestaltet, dass wir sehr viel körperliche Bewegung einsparen können. Unsere Gene sind jedochauf etwas anderes programmiert. Unser Körper ist kein Sitzapparat mit einem Riesenkopf, sondern ein Bewegungsapparat mit Armen und Beinen. Wir müssen uns naturgemäß sehr viel bewegen. Auch Du bist so erschaffen.

Da muss ich an meinen Freund Daniel[1] denken. Er hatte im Laufe seines Lebens seine berufliche Laufbahn eines Akademikers in die eines Gärtners umgewandelt. Er schlief draußen in einem Zelt und kümmerte sich täglich an der frischer Luft um Obstbäume und Gemüsegärten auf biologische Art. Er erzählte, dass er zu Beginn seiner Gärtnertätigkeit manchmal dachte, er könne all die körperliche Arbeit nicht mehr ausführen.

---

[1] Name zum Schutz der Privatsphäre geändert

Er wäre anfangs sehr erschöpft gewesen. Heute, 15 Jahre später, fühle er sich so gut wie noch nie. Er fühle sich stark und fit und ihm tue nichts weh. Er sei nie krank und fühle sich rundum wohl. Da sagte er, fing er an zu verstehen, dass ein Leben draußen mit viel körperlicher Aktivität dem menschlichen Wesen eigentlich mehr entspreche.

Aus eigener Erfahrung berichtete mir auch Marc[2]. Ich sah ihn täglich um die Mittagszeit, wo niemand auch nur einen Schritt gehen konnte ohne von der Hitze erschlagen zu werden, mit Steinen in den Händen kilometerweit am Strand entlang joggen. Ich fragte mich, warum er das machte. Eines Tages sprach ich ihn an. Er erzählte mir seine Geschichte. Er sagte, er habe Darmkrebs gehabt. Er habe alles was er besaß verkauft und wohne jetzt in einer bescheidenen Unterkunft in der Natur. Er würde jeden morgen um fünf Uhr in der früh Yoga machen und meditieren, dann zehn Kilometer laufen und danach 100 Kilometer Fahrrad fahren. Zwischendurch arbeitete er noch und versorgte seinen Sohn. Er sagte, mit dieser Art von körperlicher Ertüchtigung hätte er sich von seinem Krebs befreit. So sagte er. Ich erzählte ihm von meiner Ernährungsweise und dass ich ab und zu mal fasten würde. Da sagte er,

---

[2] Name zum Schutz der Privatsphäre geändert

das brauche er alles gar nicht, denn was er tue, das
wäre sein Fasten.

In der Tat, es muss in seinem Körper ein solches
Ausmaß an Entgiftung, Reinigung und Erneuerung
vorgehen, dass ich nur vollends zustimmen konnte und
ihm jeden Tag winkte, wenn er vorbeigerannt kam.

Das sind natürlich sehr spezielle Beispiele, die ich hier
beschreibe. Trotzdem, auch wenn Du Dich jetzt gerade
kaum bewegen kannst oder Dir irgendwann einmal
eine solche Situation wiederfahren wird, was ich Dir
nicht wünsche – bewege das, was Du bewegen kannst,
sei es auch nur ein Auge, ein Finger oder ein Fuß.
Bleibe in Bewegung – immer.

Ich war auch immer sehr interessiert daran, mit älteren
Menschen, die mir fit und gesund erschienen, ins
Gespräch zu kommen. Einmal kam ich ins Gespräch mit
einem alten Mann. Er war groß und schlank und grinste
wie ein Kind. Plötzlich ging er aus dem Stehen tief in
die Hocke bis zum Boden hinunter und wieder hoch.
Mir taten die Knie schon beim Hinsehen weh. Dies
machte er sogar mehrmals hintereinander. „Guck mal",
sagte er dabei zu mir. „Ich bin schon 95 Jahre alt. Guck
mal was ich noch kann." Er sagte, er fühle sich immer
noch blendend und agil, nur sehen könne er nicht mehr
ganz so gut. Ich fragte ihn, was er denn glaube, warum

er immer noch so gesund und fit wäre. Er überlegte kurz und sagte grinsend, dass er immer in Bewegung war. Sein ganzes Leben lang habe er sich immer sehr viel bewegt.

Und dies war stets die Antwort, wenn ich ältere fitte Menschen traf und ganz nebenbei danach fragte. Stets wurde mir gesagt, dass sie sich immer viel bewegt hätten und dies immer noch tun würden. Sie täten dies stets draußen an der frischen Luft und hätten Freude daran. Sie wären früher beispielsweise nach der Arbeit, die meist auch körperlicher Art war und draußen stattfand, zur Entspannung und Freude durch die Wälder und Wiesen gestreift. Das wäre für sie pure Erholung gewesen.

Du bist nicht alt und gebrechlich. Du machst Dich alt und gebrechlich. Schone Dich nicht so viel, gerade wenn Du alt wirst.

Da berichtete mir doch in einem Urlaub eine 84-jährige Frau vor Freude wild gestikulierend, dass sie gerade eben im Liegen auf einem Schaumbrett die Wellen an den Strand gesurft ist und schon lange nicht mehr so einen Riesenspaß hatte. Ich war überwältigt davon, welch eine Neugier und Lebensfreude diese ältere Dame hatte. Bewege Dich also immer und höre nicht damit auf, bis Du stirbst.

Zum Abschluss möchte ich noch einmal auf das Wesen der artgerechten Bewegung hinweisen, um das es in diesem Kapitel ging. Ich möchte den kleinen Ausschnitt aus der Vielfältigkeit unserer natürlichen Bewegungsabläufe noch einmal wiederholen:

Gehen

Laufen

Hocken

Strecken

Ziehen

Schieben

Drücken

Heben

Klettern

Hängen

Hangeln

Springen

Balancieren

Kriechen

Bücken

Herab- und Hinaufsteigen

und noch vieles mehr

Führe diese Bewegungsabläufe ab nun ganz bewusst regelmäßig aus – am besten draußen in der Natur.

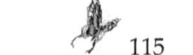

115

Zu Beginn wird sich Dein Körper sicher etwas steif anfühlen, doch das ändert sich schnell. Du musst es einfach nur tun und vor allem dabei bleiben. Komm, raff Dich auf!

III. Artgerechtes Seelenleben

Unser geistiges und seelisches Gleichgewicht wird von unserer alltäglichen Lebensweise in erheblichem Maße beeinflusst. Die meisten von uns leben das Leben, in das sie hinein geboren und hinein sozialisiert wurden. Es ist für uns und alle anderen um uns herum das „normale" Leben und selten erheben wir Zweifel daran, dass dies nicht unserem Menschsein entsprechen könnte.

Manchmal fühlen wir uns vielleicht leer und unerfüllt. Wir fragen uns nach dem Sinn unseres Lebens. Gelegentlich werden wir vielleicht von Ängsten geplagt – aber es gibt ja genug Dinge, um sich von solchen Fragen abzulenken. Viele von uns bleiben in Beziehungen und Beschäftigungen, die sie nicht erfüllen, weil sie sonst keinen Halt spüren und ins Bodenlose fallen würden. Wir sehnen uns nach Sinn, Halt und Geborgenheit in unserem Leben.

Dabei ahnen wir, dass es noch „Etwas" geben muss, ein Ur-Vertrauen oder eine Art von Verbindung zu etwas „Größerem".

Viele von uns haben diese Verbindung jedoch vergessen oder verloren. Es könnte sich dabei um den Zugang zum Essentiellen und gleichzeitig damit zu uns selber handeln.

Vielleicht hast Du Glück und spürst noch eine Verbindung zu der Schöpfung, denn das könnte auch gleichzeitig die Tür zu Dir sein. Vielleicht ist dies ein Gefühl von tiefer Geborgenheit, unabhängig von Zeit und Raum. Das wäre wunderbar und Du kannst Dich glücklich schätzen, wenn Du diese Gefühle noch kennst. Vielleicht hat Dich die moderne Lebensweise aber schon weit von der Schöpfungsenergie entfernt, so dass Du gerade keine Verbindung mehr spüren kannst und in der Außenwelt nach Halt und Befriedigung suchst, anstatt sie in Deinem Inneren zu finden. Vergiss nie, dass Du allein dadurch, dass Du existierst, stets in Verbindung mit der Schöpfung bist. Du bist ein Teil von ihr, solange Du lebst und darüber hinaus! Du kannst derzeit vielleicht nicht auf diese Verbindung zugreifen. Dies gründet sich wahrscheinlich auf Deine artfremde Lebensweise, die aus den Fugen geraten sein mag. Das artgerechte Ernährungs- und Bewegungsverhalten kann Dich wieder zu diesem Ort hinführen. Zusätzlich gibt es auf der Ebene des artgerechten Seelenlebens weiteres zu beachten.

Schauen wir uns dies einmal ganz praktisch an.

Selektive Auswahl von Reizen und Informationen

Alles was wir sehen, hören, fühlen, schmecken oder riechen – alles was wir mit unseren Sinnen aufnehmen, hinterlässt eine Spur in uns und hat einen großen Einfluss auf uns, auch wenn wir uns dessen nicht bewusst sind. Nicht nur die Sinneseindrücke an sich sind dabei von erheblicher Bedeutung. Auch auf anderen, noch feineren Ebenen gibt es Informationen, die wir unbewusst aufnehmen, auch wenn wir sie nicht direkt mit unseren Sinnen wahrnehmen können.

Strom-, Funk und Satellitenwellen seien nur als Beispiel für Informationen zu nennen, die wir nicht sehen, hören oder tasten können, die jedoch ständig um uns herum aktiv sind und daher auf uns einwirken. Genauso verhält es sich auch mit Gedankenwellen unserer Mitmenschen. Sie strömen unaufhörlich auf uns ein. Auch die Energien und Lebenskräfte der Natur, der Pflanzen und Tiere interagieren mit unserem System.

Unser Organismus ist niemals ganz unabhängig von seiner Umwelt. Er ist vielmehr ein Teil von ihr. Er muss es sein, um zu überleben. Er muss die Luft atmen, die ihn umgibt – egal, ob sie sauber oder schmutzig ist.

Die Aufnahme der Reize und Informationen aus der uns umgebenden Umwelt bringt natürlich Reaktionen und Konsequenzen mit sich. Die Reize und Informationen die wir aufnehmen, sollten daher wohl gewählt sein. Wieder stellen wir uns die Frage: Was ist eine artgerechte Lebensweise und welche Reize und Informationen würden wir naturgemäß aufnehmen?

Nehmen wir als Beispiel ein paar Sinne und schauen uns die Reiz- und Informationsquellen an.

Mit unseren Augen würden wir bei einer natürlichen Lebensweise beispielsweise Bäume, Blumen, Wälder und Wiesen sehen. Wir würden sehr viel natürliches Grün aufnehmen und vielleicht auch noch Flüsse oder Seen betrachten. Natürlich sähen wir auch Himmel und Erde, Mond und Sterne sowie viele Tiere um uns herum.

Wir würden nicht Häuser aus Beton und Stahl, Fabriken, sowie asphaltierte Strassen, Ampeln oder Laternen mit unseren Augen aufnehmen. Wir würden keine Autos sehen und auch keinen Fernseher oder Computer. Wir hätten keine Werbeplakate um uns herum und auch keine Zeitungen und Zeitschriften, deren Übermaß an Informationen in uns hineinströmt und dort heimlich ihre Wirkung entfalten.

Mit unseren Ohren würden wir den Wind hören, das Rauschen der Bäume und des Wassers, Vogelgezwitscher und Laute anderer Lebewesen, die uns umgeben. Häufig würden wir eine tiefe Stille wahrnehmen, die unseren Geist und Körper aufs tiefste berühren und beruhigen würde.

Wir würden naturgemäß nicht ständig von Lärm umgeben sein. Wir würden keine Sirenen, Autos oder

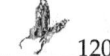

Bohrmaschinen mit unseren Ohren wahrnehmen. Wir hätten keine Beschallung von Fernsehern, Radio oder ständiger Musik um uns herum.

Deine Haut wäre der Sonne, dem Wind und dem Regen ausgesetzt und nicht in Kleidung und Schuhe eingeschnürt.

Du würdest Blätter, Bäume, Früchte und natürlich Deine Mitmenschen berühren.

Diese Aufzählung könnte noch lange fortgeführt werden....

Es ist wichtig zu verstehen, dass alles was Du aufnimmst, Deinen Körper und Deine Seele beeinflusst. Wir können Körper und Seele nicht trennen. Unser System hängt genauso miteinander zusammen wie wir mit unserer vermeintlich „äußeren" Umwelt zusammenhängen. Ich wiederhole: Wir sind eins mit ihr und nicht davon getrennt.

Auch unsere Mitmenschen werden von den vielfältigen Reizdarbietungen unserer Welt beeinflusst. Durch den Kontakt und Austausch mit ihnen verstärkt sich unser Erleben der angeblichen „Realität". Unsere Sicht der Welt wird zu einem selbst erhaltenden System. Die vielleicht negativen und verworrenen Gedanken und Gefühle Deiner Mitmenschen werden durch dieselbe artfremde Lebensweise ausgelöst wie bei Dir. Wir fühlen uns vielleicht betroffen oder traurig, wenn jemand uns plötzlich anfährt oder beschimpft. Oft sind dies jedoch nur verworrene Gedanken, die auf andere verworrene Gedanken treffen. Zur Bildung von „Realität" sorgen wir dafür, dass im Endeffekt alles im Status quo bleibt. Das „Leben" geht seinen gewohnten Lauf und jeder hält es für „normal".

Prüfe und sortiere also sorgfältig die Reize aus, die Du aus Deiner Umwelt erhältst.

Beginne damit Deinen Fernseher auszulassen, auch wenn es Dir schwer fällt. Lies auch keine Zeitung mehr. Glaube mir, Du wirst wirklich wichtige Informationen und Geschehnisse ohnehin mitbekommen. Was bringen Dir Informationen von meist negativen Ereignissen? Was haben die anderen davon, wenn Du nicht handelst? Willst Du helfen, dann tue es. Am besten beginnst Du damit direkt vor Deiner Haustür. Mit dem stillen Mitleiden oder der Gier nach Sensation ist niemanden geholfen, weder Dir noch anderen.

Du verpasst nichts!

Lies ab nun auch keine Zeitschriften mehr. Sie gaukeln Dir Schein und Norm vor und beeinflussen Dich in Deinem Unterbewusstsein in erheblichem Maße – was sein soll und was nicht. Benutze dafür ab nun stets Dein eigenes klares Denken. Natürlich kannst Du weiterhin lesen. Lese Bücher die positiv und voller Essenz sind – Bücher, die Weisheit und Schönheit inkorporieren, die

Dich erhellen und Gutes in die Welt bringen. Vermeide im Allgemeinen alle Informationen, die nicht wirklich brauchbar für Dich sind und Deinen Lebensweg von Dir weg führen. Sei wachsam und auf der Hut. Sie sind überflüssiger Ballast für Dein System.

Lass auch Dein Radio und Deinen Computer aus, wann immer es Dir möglich ist. Beides ist eine ständige Reiz- und Informationsüberflutung.

Höre nur manchmal Musik, aber dafür bewusst. Du wirst sehen, um wie vieles Musik noch schöner sein kann und spüren, wie sie Dich zutiefst berührt. Du wirst für solche Dinge empfänglicher sein, wenn Du nicht ständig von Reizquellen umgeben bist und Deine Aufnahmekanäle von all den Informationen verstopft sind, so dass Deine Empfindsamkeit bedeckt wird.

Es geht nicht darum alles aus der Zivilisation zu verbannen. Es geht darum aufzuzeigen, was wir unserem Organismus eigentlich antun und uns darüber bewusst zu sein. Natürlich kannst Du die guten Dingen der Zivilisation nutzen, aber sei Dir darüber bewusst, welch einem Einfluss Du Deinen Organismus damit aussetzt. Versuche Dir darüber klar zu sein und Dein Leben dementsprechend auszurichten, indem Du alle überflüssigen, insbesondere schädigenden Reize vermeidest.

Vielleicht wirst Du zunächst eine Art Langeweile oder Leere spüren. Gib nicht auf, wenn dies der Fall sein sollte – mache einfach mit der Reizverminderung weiter und sehe es als Experiment an. Dann schaue nach vier oder sechs Wochen, was sich verändert hat. Vielleicht wirst Du erkennen, wie sehr Du Dich unbewusst und aus lauter Gewohnheit mit Reizen und Informationen vollgestopft hast.

Wo soll denn all dies hin?

Wo bleibt da noch Platz für neue Einsichten?

Wo gibt es Raum dafür, dass sich Dein inneres Wesen wirklich entfalten kann, Deine innere Natur?

Werde etwas leerer und lass Dich dann von Deiner wahren Natur füllen.

Zu diesem Thema möchte ich eine sehr bekannte und alte Zen-Geschichte erzählen, die ich immer wieder gerne lese:

Ein japanischer Meister empfing einen Professor der Philosophie. Der japanische Meister schenkte seinem Besucher Tee ein; doch als die Schale voll war, goss er weiter. Der Professor sah zu, wie die Schale überfloss, bis er sich nicht mehr zurückhalten konnte: „Halt! Die Schale ist übervoll, mehr geht nicht hinein." Da sagte der Meister: „Wie die Schale Tee, bist Du voll deiner eigenen Ansichten und Grübeleien. Wie kann ich dich Zen lehren, ehe du nicht Deine Schale geleert hast?"

Richte Deinen Blick ab nun stets auf etwas Schönes und Natürliches, egal wo Du bist.

Nehmen wir an, Du sitzt an einer Bushaltestelle und wartest. Worauf richtest Du Deinen Blick? Auf die Laterne links von Dir oder auf den Baum, der rechts von Dir steht? Schon an diesem kleinen alltäglichen Beispiel kannst Du erkennen, dass alles mit einer Entscheidung von Dir beginnt. Du kannst entscheiden mit welchen Bildern und Geräuschen Du Deinen Geist und Deine Seele fütterst. Wie in diesem Beispiel ermöglicht Dir schon ein kleiner Blick nach rechts bereits zehn Minuten lang, während Du auf den Bus wartest, Deine Seele zu nähren, in dem Du den grünen Baum betrachtest und beobachtest, wie sich seine Blätter im Wind bewegen.

Unsere Sinne sind darauf getrimmt, das wahrzunehmen, wofür sie bestimmt sind. Unsere Seele, unser ganzes Wesen benötigt dies, um sich heil und ganz zu fühlen. Die Farben der Natur, die Wiesen, Bäume, Pflanzen, der blaue Himmel oder ein kleiner Bach, das Zwitschern der Vögel und das Rascheln der Blätter im Wind – das sind die Sinneswahrnehmungen, die uns zum Menschen machen und mit denen wir seit Urzeiten vertraut sind. Es sind Wahrnehmungen von reiner, unverfälschter Natur ohne Wohnblöcke und Hochspannungsmasten – pures Leben, was man sehen und spüren kann.

Durch diese Erlebnisse kannst Du das Gefühl von Ewigkeit kennen lernen. Es ist ergreifend groß und trotzdem ganz nah und zugänglich. Du wirst förmlich davon umarmt, wenn Du Dich dafür öffnest.

Fehlen uns diese Eindrücke aber, werden wir aus unserer Ganzheit gerissen.

Leider merken wir dies oft nicht. Von Tag zu Tag summieren sich die in uns einströmenden artfremden Reize und Informationen. Irgendwann fühlen wir uns nicht mehr gut und fragen uns warum. Wir verstehen es nicht und machen vielleicht noch zusätzlich unseren eigenen Körper dafür verantwortlich.

Für gewöhnlich sind wir jedoch viel zu beschäftigt, um uns über diese Abläufe bewusst zu werden. Wir bemerken sie nicht. Irgendwann fühlen wir uns einfach erschöpft und leer.

Doch soweit muss es gar nicht kommen, wenn wir uns über all diese Abläufe bewusst sind und die Gesetze der Natur verstehen lernen, die dahinter stecken.

Die Eindrücke, die Du jede Sekunde mit Deinen Sinnen aufnimmst, die Bilder und Geräusche, die Du täglich und auch in der Nacht wahrnimmst, hinterlassen also eine Wirkung, auch wenn Du Dir nicht darüber bewusst bist.

Ich wiederhole es deshalb noch einmal: Fahre bewusst alle Reize herunter. Du kannst es tun. Du musst Dich nur dazu entscheiden. Setze Prioritäten. Stelle das Radio aus, auch beim Autofahren. Lege eine Decke über den Fernseher und lasse sie dort. Lese bewusst keine einzige Zeitung oder Zeitschrift mehr.

Vielleicht wirst Du Dich zunächst nicht nur langweilen, sondern sogar nervös und unzufrieden sein. Warte jedoch ab, was passiert, wenn Du dies eine Weile gemacht hast. Du wirst mehr und mehr in Kontakt mit Dir und den kleinen Wahrheiten Deines Lebens kommen. Lass es zu. Du wirst belohnt werden. All die künstlichen Geräusche und Bilder, von denen unser Leben derzeit gefüllt ist, lassen uns oft nicht zum Frieden finden, denn sie sind nicht von der Schöpfung erschaffen worden. Wir haben sie erschaffen! Denke doch nur an den Lärm von Autos, das Klingen der Telefone, die versperrte Sicht auf den weiten Himmel in der Stadt, all der Beton, das Grau und das Starren in einen Fernseher. Bist Du nicht auch manchmal ganz insgeheim müde davon?

Der ständige Blick in den Computer und das Surfen im Internet kann Dir viel wertvolle Lebensenergie rauben und auch noch Stunden später Deinen Schlaf und Deine Erholungstätigkeit im hohen Maße stören.

In Zukunft gehe bewusst mit den Dir zur Verfügung stehenden Reizquellen um und vermeide überflüssigen Input. Das wird Dich auf lange Sicht zu Wohlergehen und Zufriedenheit führen. Geh Deinem Geist nicht auf dem Leim. Habe ihn unter Kontrolle. Du bist der Herr

in Deinem Haus und nicht Deine verworrenen
Gedanken, Süchte oder Begierden.

Ob in der Freizeit, beim Sport oder während der
Mittagspause auf der Arbeit – Du entscheidest. Du hast
die Wahl wie Dein Leben aussehen soll und das fängt
bereits im Kleinen an. Worauf lenkst Du Deinen Fokus?
Auf die Laterne links von Dir oder den Baum rechts
von Dir?

Wir halten also fest, dass all die Dinge, die wir
aufnehmen, eine Wirkung hinterlassen, auch wenn wir
uns nicht darüber bewusst sind.

Nährende Beziehungen und Gemeinschaft

Gedanken von anderen Menschen haben auch eine
Wirkung auf Dein Leben. Es sind Energiewellen, die
ausgesendet werden und sich in Deinem Umfeld
befinden.

Lass nicht zu, dass Dich andere Menschen ständig
herunterziehen!

Gerade als kranker Mensch ist dies von äußererster
Wichtigkeit.

Du brauchst jetzt positive Lebenskraft und Lebensenergie, nicht Trübsal und Hoffnungslosigkeit.

Das Leben ist jetzt und es gibt nichts Schlimmes daran.

Umgebe Dich mit Menschen, die Dir und anderen wohl
gesinnt sind; Menschen, die sich für Dich freuen

können und Dir Gutes wünschen. Umgebe Dich von lachenden Menschen, von Fröhlichkeit und Heiterkeit. Das Leben ist zu schade und zu kurz um ständig Trübsal zu blasen. Was ist denn wirklich so schlimm am Leben? Ist es das wirklich wert, sich täglich seiner ganzen Lebensfreude zu berauben?

Am Ende werden wir ja doch alle sterben. Warum sollen wir uns also schon vorher tot fühlen beziehungsweise tot-unglücklich sein?

Werde wachsam, wenn Menschen ständig über andere Menschen herziehen und diese kritisieren. Umgebe Dich mit guten Menschen und guten Gedanken. Versuche, Dir eine liebevolle Umgebung zu erschaffen, die Dir Zuversicht und Geborgenheit gibt.

Unser Überleben in der Natur ist wie bei vielen Tieren am besten in der Gemeinschaft gesichert. Daher geht es uns meist nicht gut, wenn wir zuviel alleine sind. Es ist unsere Programmierung, die uns darauf hinweist und uns eventuell Alarmsignale sendet, uns wieder einer Sippe oder ähnlichen Gemeinschaften anzuschließen. So sorgt die Schöpfung dafür, dass wir weiter am Leben bleiben und sogar Nachkommen haben können. Wie dieses Zusammensein jedoch aussehen könnte, mag ich schwer erahnen. Derzeit sollte diese Frage hier offen gehalten werden. Es gibt Studien, die zeigen, das Affen tatsächlich verschiedene Charaktere haben und damit unterschiedliche Rollen und Positionen im sozialen Gefüge einnehmen. Manche Geschöpfe bleiben mehr für sich, manche sind sehr interessiert an Austausch und daher viel in Kontakt mit anderen.

Lebe und gestalte Dein unmittelbares Umfeld so, wie es für Dich gerade am besten ist – in einer Familie, in einer Gemeinschaft, in einer Partnerschaft oder alleine. Ich denke, darauf kommt es nicht so sehr an. Wichtiger ist jedoch, wie auch immer Du lebst, dass Du in Kontakt mit anderen bleibst und für gute und nährende Beziehungen in Deinem Leben sorgst, welcher Art auch immer.

Lerne auch Nein zu sagen, wenn Du Dich danach fühlst. Deine Gesundheit ist das Allerwichtigste. Auf lange Sicht haben dann auch andere Menschen mehr von Dir. Denn wenn Du dann „Ja" sagst, dann bist Du authentisch und mit all Deinen Lebenskräften anwesend, bereit, aufmerksam in Interaktion und Handlung zu treten, wenn es darauf ankommt.

Positives Denken und Gedankenkontrolle

Wie bereits erwähnt wurde, ist es wichtig, unseren Geist zu disziplinieren. Wir können ihn umprogrammieren. Unser Verstand wurde uns geschenkt, damit wir ihn benutzen können und nicht er uns! Höre auf damit, Sklave Deiner kreisenden und negativen Gedanken zu sein. Sie haben große Auswirkungen auf Deine Emotionen, Deine Gesundheit und Dein Handeln. Sage „Stopp", wenn sie Dich überkommen und bemühe Dich klar und positiv zu denken. Entscheide Dich dafür. Es liegt an Dir. Erlaube es Dir einfach nicht mehr, einen negativen Gedanken zu denken. Entscheide Dich damit aufzuhören und jeden negativen Gedanken durch einen positiven Gedanken zu ersetzen. Auch dies ist eine Übungssache.

Es gibt genug Negatives auf der Welt. Setze diesem mit Deiner positiven Gedankenkraft und Deiner Liebe für die Welt entschieden etwas dagegen.

Denke positiv.

Ja, es ist genauso leicht wie ich es sage.

Tue es einfach.

Wie gesagt, ersetze ab nun jeden negativen Gedanken durch einen positiven. Du musst Dich dafür entscheiden und es dann auch tun. Mach es einfach, auch wenn Du Dir zunächst dabei selbst kaum glaubst und dieses Denken Dir unrealistisch vorkommen sollte. Mach es trotzdem – konsequent. Du wirst sehen, dass sich Dinge ändern werden.

Mit der Macht der Gewohnheit und durch das tägliche Üben, kannst Du Dein Gehirn umtrainieren. Nach einer gewissen Zeit wird es Dir eher schwer fallen, negativ zu denken.

Nehme Dir geistige Übungen vor, die Du ab und zu ausführst, beispielsweise „heute werde ich keinen Menschen, dem ich begegne, in Gedanken abwerten" oder „heute werde ich darauf achten, mich selbst sehr fürsorglich zu behandeln".
Es ist nicht viel dabei und kostet keinen Aufwand.

Sei im Hier und Jetzt und dies von Tag zu Tag immer mehr. Dies passiert schon fast automatisch mit der artgerechten Lebensweise und dem Kontakt mit der Natur. Mache zusätzliche Übungen wie Meditationen oder erlerne Entspannungsverfahren und bereite negativen Gedanken sowie Grübeleien entschieden ein Ende. Sie sind reine Energieverschwendung und führen zu nichts. Nimm Dir Zeit über etwas nachzudenken, aber tue dies achtsam. Dann, nach einer Weile, lass das Thema auch wieder weiterziehen. Komme wieder in das Hier und Jetzt, indem Du das Thema loslässt und Dich umschaust. Was siehst und hörst Du um Dich herum, ganz unmittelbar, hier und jetzt in diesem Moment?
Gehe hinaus in die Natur und lass Deinen Kopf frei werden. Bedenke den Ausspruch: „Traue keinem Gedanken, der nicht an frischer Luft geboren ist."
Schreibe Dir Zettel mit positiven Gedankensätzen, die Dich beeinflussen und hänge sie dort auf, wo Du sie täglich sehen kannst. Übe Dich in diesen positiven

Affirmationen. Deine Gedanken sind Energien, die Deine Gegenwart und Deine Zukunft beeinflussen. Lies Bücher darüber. Meditiere, lerne Entspannungstechniken und wende sie an. Trainiere sie, indem Du sie regelmäßig durchführst. Halte dich an die Macht der Gewohnheit.

Denke daran stets gleichmäßig zu atmen.
Atme.
Halte den Atem nicht an.
Entspanne Deinen Körper, Deine Hände, Dein Gesicht, Deine Füße.

Singe und musiziere. Sei kreativ. Suche Dir Menschen, mit denen Du dies gemeinsam machen kannst, zum Beispiel in einem Chor oder einer anderen Musikgruppe.

Weniger ist mehr

Setze Prioritäten, ganz bewusst und jeden Tag. Du kannst nicht alles tun. Was ist wirklich wichtig und wie kannst Du täglich Dein inneres Gleichgewicht behalten? Fälle jeden Tag eine bewusste Entscheidung, wie Du den Tag wahrnehmen und ausführen willst. Gestalte Dein Leben.

Beobachte Dich, wenn Du Stress und Sorgen hast. Spannen sich Deine Muskeln an? Vielleicht ballen sich Deine Hände zu Fäusten? Sind Deine Gesichtmuskeln verkrampft? Was macht Dein Atem? Atmest Du immer noch gleichmäßig oder hältst Du den Atem an?

Natürlich gibt es automatisch ablaufende Programme in uns. Muskelanspannung und Beschleunigung des Atems sind sehr gut entwickelte Methoden, um sich in der Natur bei Gefahr zur Flucht oder zum Kampf vorzubereiten.

Der Aufruf dieser Programme sollte jedoch nicht ständig erfolgen.

Es ist unmenschlich, was wir uns an Stress und Sorgen auflasten. Natürlich reagiert unser Organismus darauf. Wann aber geben wir ihm Entwarnung, so dass er sich wieder entspannen und Energie tanken kann?

Unsere Gesellschaft ist zum einen stark an übertriebenem Leistungsdenken und zum anderen an übertriebenerer Vergnügungssucht erkrankt.

Gebe Dir ab nun allgemein mehr Ruhepausen.

Weniger kann oft mehr bedeuten. Dafür aber bist Du dann ganz präsent bei den Aktivitäten, die Du ausführst, auch wenn es weniger sind als sonst.

Reduziere Deine Aktivitätenliste.

Mache auch einen Tag pro Woche nichts – gar nichts. Lege Dich hin und ruh Dich aus. Das bedeutet doch nicht gleich, dass Du generell ein fauler Mensch bist. Es geht darum, Maß zu halten. Wie gesagt, das, was wir an Leistungs- und Vergnügungsanspruch in unserer Gesellschaft als normal ansehen, ist mehr als zuviel. Wir leben mittlerweile nicht das Leben von einer Person sondern von drei Personen gleichzeitig. Kein Wunder also, dass sich in den westlichen Gesellschaften sogenannte Stresserkrankungen immer mehr häufen.

Du bist keine Maschine.

Wenn Du schon so viel Disziplin hast, alle Erwartungen an Dich stets zu erfüllen, dann zeige Dir ab nun auch, dass Du genau so viel Disziplin darin aufbringen kannst, konsequent Pausen einzuhalten und Dinge auch einmal liegen zu lassen, wenn Du müde oder krank sein solltest.

Mach Dich nicht selbst kaputt. Statt blind und automatisiert, gehe bewusst an die Dinge des Alltags heran.

Überlege genau, bevor Du etwas tust und bedenke stets die Konsequenzen Deines Handelns.

Frage Dich: „Will ich das wirklich tun?"

Oft sind wir Sklave unserer eigenen Dinge und merken es nicht einmal. Je größer Dein Haus, desto mehr musst Du putzen. Je mehr Kleidung Du besitzt, desto mehr musst Du waschen. Eine alte, jedoch in vielerlei

Hinsicht aktuelle Beschreibung dieses Themas liefert Thoreau in seinem Werk „Walden".

Welche von all den Dingen, die Du besitzt, brauchst Du wirklich?

Gib alles weg, was Du nicht benötigst und was Dir Deine wertvolle Zeit, Energie, Deinen Lebensraum stielt.

Es ist sehr wahrscheinlich, dass Du viele Dinge, die Du besitzt, nicht brauchst. Was Du jedoch vor allem brauchst, ist endlich wieder frische Luft zu atmen und die Vögel singen zu hören.

Auch das aktuelle Lebenstempo und der schnelle Rhythmus unserer pulsierenden Zivilisation sind nicht besonders natürlich und artgerecht. Es entspricht unserem natürlichen Wesen einfach nicht. Es ist um ein Vielfaches zu schnell. Unsere innere Lebensuhr hat ihren ureigenen Rhythmus, angepasst an die Natur.

Um eine gesunde Reizverarbeitung zu ermöglichen, müssen wir auch danach handeln. Wir fühlen uns auf Dauer nicht gut, wenn wir nie unserem System entsprechen.

Wir sind Organismen, die dazu bestimmt sind, sich auf eine bestimmte Weise in Raum und Zeit fortzubewegen – indem wir gehen und laufen. Die Möglichkeiten, die uns durch die heutigen Verkehrsmittel wie Flugzeuge oder Autos zur Verfügung stehen, bringen eine hohe

Geschwindigkeit in unser Lebenstempo und unser Verarbeitungssystem. Wie soll unser System mit all dem umgehen? Wie sollen wir damit friedliche, glückselige Lebewesen sein, so wie alle anderen Organismen unseres Planeten? Wir müssen unser Bewusstsein dafür schärfen, was unser Wohlbefinden alles beeinflusst und neue Lösungsstrategien beziehungsweise ausgleichende Aktivitäten in unseren Alltag einbauen. Es gibt ausreichende Möglichkeiten dafür.

Weniger ist mehr. Du verpasst nichts. Das bedeutet auch, dass Du in Deiner Freizeit nicht an einem Tag auf drei verschiedene Treffen hintereinander gehen musst, um es allen Recht zu machen und selber nichts verpassen zu wollen. Insbesondere abends, mit Einbruch der Dunkelheit, fange an Dein Aktivitätsniveau herunterzufahren und beginne damit langsam abzuschalten und Dich schrittweise von den Ereignissen des Tages zu lösen. Komme langsam zur Ruhe und bedenke, dass Du keine Maschine bist, die man auf Knopfdruck an- und vor allem ausschalten kann.
Gehe konsequent und bestimmt, aber trotzdem sanft und liebevoll mit Dir um. Sorge gut für Dich und halte Deine Grenzen ein. Es lässt sich beides miteinander vereinen. Denke daran, Dich selbst mehr zu fördern statt zu fordern.

Wir sind viel zu zivilisiert, ja domestiziert (vgl. Ruiz). Es ist wichtig, manchmal Dinge aus Dir heraus zu befördern. Drücke Dich aus. Singe so oft Du kannst. Schreie laut in den Wald hinein. Sei kreativ, bastele, male und musiziere. Vergiss nie zu lachen. Dein Leben ist kurz.

Liebevoller Umgang mit sich selbst und anderen Lebewesen

Tue Dir selber etwas Gutes – Deinem Körper und Deiner Seele. Folge dabei jedoch nicht blind der Masse. Was ist auf lange Sicht wirklich gut für Dich? Halte Dich an ein friedliches, ruhiges Leben mit natürlicher Nahrung, viel Bewegung und frischer Luft. Lebe artgerechter. Versuche die neue Lebensweise achtsam in Dein Leben zu integrieren – ohne übertriebene Härte und Kritik an Dir selbst und bleibe dabei. Verwechsle nicht Sanftheit mit Gleichgültigkeit oder Nachlässigkeit. Gehe bestimmt, aber trotzdem immer liebevoll mit Dir um.
Die artgerechte Lebensweise wird Dich mit einem ausgeglichenen und friedlichen Gemüt belohnen. Umgebe Dich mit guten Dingen. Nähre Dein System in jeder Hinsicht mit guten Dingen.
Jede Deiner Aktionen, die Du ausführst, ist mit Deiner Umwelt verbunden und hat einen Einfluss auf Dich.

Die Produkte, die Du jetzt noch benutzt, die Energie, die sie in sich tragen, sowie ihre Herkunft wirken auf Dich.

Wo kommen Deine Produkte eigentlich her?

Wie entstehen sie?

Wie werden Sie erfunden und geprüft?

Wie beeinflussen sie Deine friedliche Seele?

Es gibt viele Dinge die wir tun, über dessen Konsequenzen wir uns jedoch nicht bewusst sind. Als ich mich dank meines Lehrers, Franz Konz, näher mit dem Thema Tierversuche beschäftigten musste, erschauderte ich zutiefst und weinte bitterlich. Was gerade in unserer modernen zivilisierten Welt tagtäglich hinter Schloss und Riegel passiert, sollte jeder wissen. Jeder Einzelne von uns, auch Du, trägt eine Mitschuld an diesen Geschehnissen, die angeblich nur unserem Wohle dienen.

Natürlich ist jedem der Begriff Tierversuche geläufig. Aber ist sich jeder einzelne von uns über die wirklichen Zusammenhänge und Konsequenzen unseres Handelns bewusst? Ich denke nicht, denn sonst wären die Dinge anders als sie derzeit sind. Ich war mir zumindest nicht darüber bewusst. Die Wahrheit wird in manchen Bereichen unserer Gesellschaft gerne von der breiten Masse ferngehalten.

Auf den nächsten Seiten möchte ich nur einen minimalen Ausschnitt von dem zeigen, was wir alle, auch Du, ganz persönlich unterstützen, wenn wir geläufige Lebensmittel, Medikamente und Körperpflegeprodukte kaufen. Ändere Deine Lebensweise und unterstütze das nicht mehr.

Bedenke, welch großes Leid Du durch das Benutzen dieser Dinge in Dich hinein aufnimmst. Erinnere Dich daran, dass alles, was Du aufnimmst, eine Wirkung hinterlässt.

Nun schau nicht weg, sondern schaue genau hin.

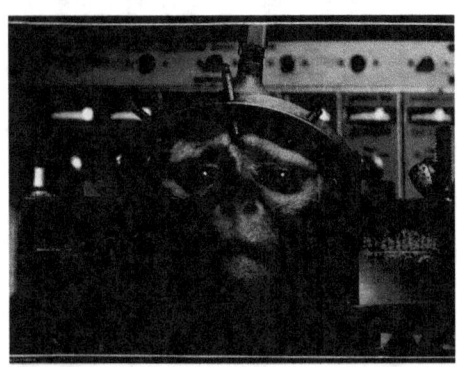

Willkommen in der modernen Forschung des 21. Jahrhunderts

Quelle: AGSTG

Fast alles womit wir in unserem täglichen Leben in Berührung kommen, wird an Tieren getestet, sei es in der Pharmakologie, psychologischen Forschung, in der chemischen Industrie, in der Ernährungsforschung, in

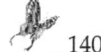
der Waffen- und Umweltforschung, sowie in anderen Bereichen.

All dies produziert immenses Leid auf unserer Erde und hat eine Rückwirkung auf uns und unser Gefühlsleben.

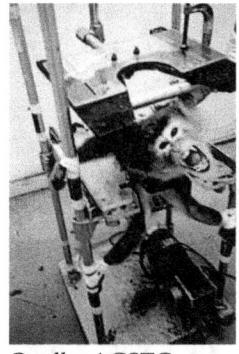

Im Namen der Wissenschaft wird diesem Wesen großes Leid angetan.

Quelle: AGSTG

In der Hirnforschung sind es hauptsächlich Rhesus- und Javaneraffen, die erst sinnlos gequält werden und dann sterben müssen. Nachdem ihnen ein Loch in den Schädel gebohrt wird, wird darüber eine Kammer montiert, durch die später Elektroden direkt in das Gehirn eingeführt werden.

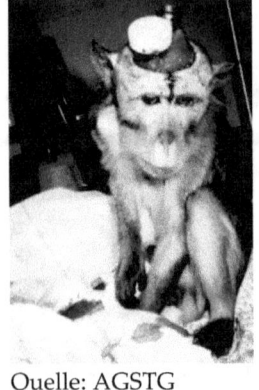

Die Versuche sind äußerst grausam und sinnlos.

Quelle: AGSTG

Diese Geschehnisse finden nur selten Zugang zur breiten Öffentlichkeit.

Pestizide, Unkrautvernichtungsmittel, Haushaltsprodukte und Giftgase wie Benzin oder Tränengas – alles was das Forscherherz begehrt und unser alltägliches Leben leichter macht, beruht auf erschauderndem Hintergrund.

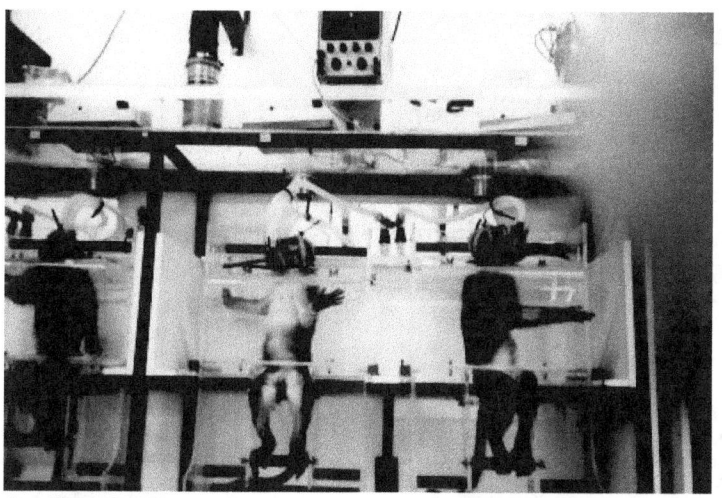

Quelle: AGSTG

Es geht wie immer um viel Geld und nicht um unser Wohl, wie uns gerne weisgemacht wird.

Es werden Bilder von gesunden Labortieren gezeigt, die angeblich fürsorglich behandelt und versorgt werden. Der breiten Masse begegnet man mit der verharmlosenden Aussage, dass es sich bei Tierversuchen meist nur um kleine Injektionen handelt.

Die Realität ist leider erschreckend anders und daher wird alles dafür getan, dass die Öffentlichkeit nichts von all dem erfährt.

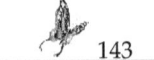

Die Unterlagen zu den Experimenten sind für den Außenstehenden kaum sichtbar und verschwinden im behördlichen Papierkram.

Die Ergebnisse von Tierversuchen werden meist in englischsprachigen Fachzeitschriften veröffentlich, die aufgrund der verkomplizierten Fachsprache für den Laien kaum zugänglich sind.

Tierexperimentelle Forschung bleibt weitestgehend geheim.

Welch ein Preis, der gezahlt wird, nur damit wir unsere wertvolle Salbe auf unsere Haut auftragen können.

Wie viele Geschöpfe müssen noch dafür leiden, dass Du Deine verheißungsvollen Cremes und Pillen in der Apotheke kaufen kannst – und dass nur, weil Du nicht artgerecht lebst?

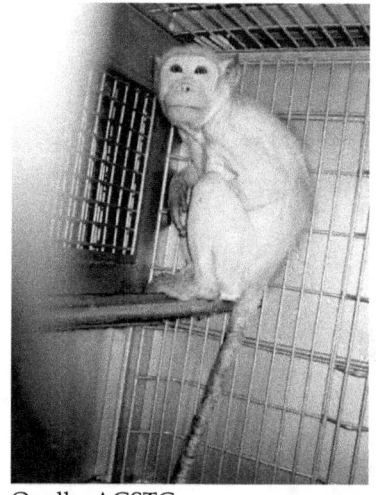

Dieses arme Geschöpf muss nun für Deine Hautcreme große Qualen aufnehmen, bis es endlich sterben darf.

Quelle: AGSTG

Wo ist der edle Mensch, der wir glauben zu sein?
Für die chemischen Inhaltsstoffe von Tausenden von Produkten für die „Annehmlichkeiten" unseres Alltags müssen weltweit Millionen von Tieren grausam sterben. Jeder neue chemische Rohstoff muss in verschiedenen Tierversuchen getestet werden. Ob es Sprühfarbe oder Schuhcreme ist – sicher ist sicher.
Tierversuche beschränken sich dabei nicht nur auf Mäuse, Ratten und Affen.
Natürlich werden auch andere Tiere dafür benutzt, wie zum Beispiel unsere geliebten Hunde, Katzen, Kaninchen, Hamster oder Meerschweinchen. Auch vor Schweinen, Ziegen, Pferden, Rindern, Hühnern,

Vögeln, Fischen, Eseln und Delphinen wird nicht halt gemacht.

In den allgemein zugänglichen Medien ist darüber nichts zu finden. Es ist ungeheuerlich, wie wir eingelullt und hinters Licht geführt werden – im Namen der Wissenschaft.

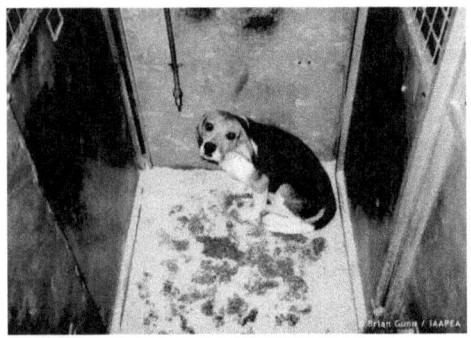

Aufgrund ihrer Gelehrigkeit und Fügsamkeit werden Beagles gerne für Forschungszwecke missbraucht.

Quelle: Brian Gunn/IAAPEA

Auch alle großen Tabakkonzerne bedienen sich dieser gerne. Die Zusammensetzung der Inhaltsstoffe jeder geläufigen Zigarette beruht auf Erkenntnissen durch grausame Tierversuche.

Dieser kleine Kerl hier wird gleich aus seinem Käfig geholt. Ihm wird ein Loch in die Kehle gebohrt, in welches dann über Monate hinweg konzentrierter Zigarettenrauch in die Lunge transportiert wird, um die Langzeitfolgen des Rauchens zu untersuchen.

Auch Ratten und Mäuse müssen Rauch inhalieren. Dafür bekommen sie Masken aufgesetzt, die sie zwingen, permanent zu „rauchen".

Um die Auswirkungen des Rauchens während der Schwangerschaft zu untersuchen, werden Föten von schwangeren Affen mit Nikotin vergiftet und dann kurz nach der Geburt getötet, um ihre Lungen zu untersuchen. Was soll denn all der Unsinn?
Wenn Du Dich mit dem Rauchen vergiften willst, dann tue dies, aber was können unschuldige Tiere dafür?

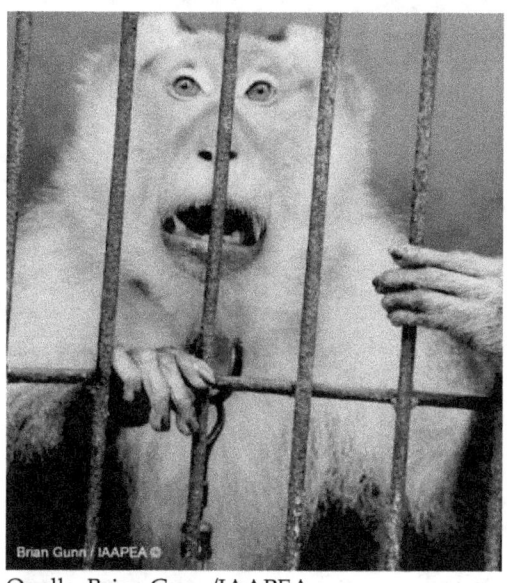

Schmerz der Unschuldigen im Gefägnis der Moderne.

Quelle: Brian Gunn/IAAPEA

Allein europaweit wird derzeit an 12 Millionen Tieren geforscht. Welch ein Verbrechen begehen wir damit an unserer Schöpfung!

Fast alle Zusatzstoffe, die Du in Deinem Alltag benutzt, wurden und werden tierexperimentell hergestellt. Für Unbedenklichkeitsprüfungen von Gebrauchsgütern, wie Deine täglichen Haushaltsmittel sind Tierversuche gesetzlich vorgeschrieben.

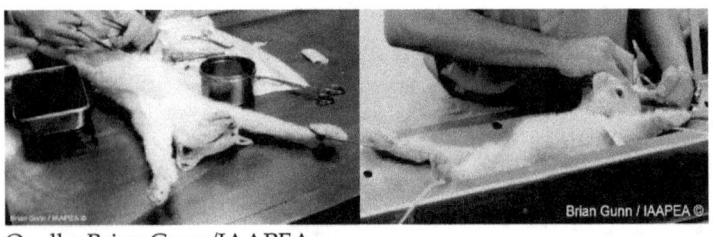

Quelle: Brian Gunn/IAAPEA

Nennen wir unser Leben wirklich gewaltfrei und harmonisch? Dieses Kaninchen bekam noch nicht einmal ein Betäubungsmittel verabreicht.

Es gibt auch einen Grund, warum man nie ein Tier schreien hört, hinter all dem Stacheldraht der Laborwände. Damit dies nicht passiert und keine Geräusche das Labor verlassen können, werden den Tieren die Stimmbänder durchtrennt – so einfach ist das.

Auch für unsere Eitelkeit müssen unschuldige Tiere

leiden. So kann man mit Botox nicht nur Falten glätten, sondern mit nur einem Esslöffel des Wirkstoffes Botulinumtoxin kann man den ganzen Bodensee vergiften! Jede kleinste Produktion von Botox muss daher auf das schärfste getestet werden, damit es zu keiner tödlichen Überdosis beim Endverbraucher kommt. Derzeit sind es jährlich über eine halbe Millionen Tiere, die dafür sterben müssen – qualvoll.

Alles dies geschieht nur, weil wir keine Falten haben wollen.

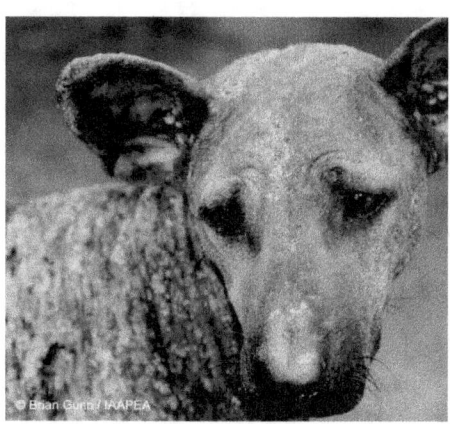

Was meinst Du, wie Deine Tube wohlriechender Sonnencreme entstanden ist?
Gehe doch das nächste Mal einfach in den Schatten!

Quelle: Brian Gunn/IAAPEA

Die medizinische Forschung wird in hohem Maße gelobt und beweihräuchert. Wenn wir uns doch wirklich darüber im Klaren sein würden, was diese

Forschung, die wir so gerne unterstützen, wirklich beinhaltet! Wenn man herausfinden will, wie man Krebs bekämpfen kann (was derzeit trotz aller Bemühungen und den Tod von Millionen von Tieren nicht möglich ist), so muss man erst einmal einen Organismus mit Krebs haben, an dem herumexperimentiert werden kann – so funktioniert Forschung. Gesunde junge Tiere werden solange vergiftet, bis in ihnen ein bösartiger Krebs entsteht.

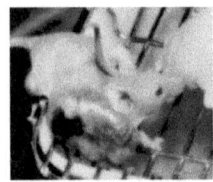

Induzierte Tumorbildung in der Krebsforschung.

Quelle: Brian Gunn/IAAPEA

Nun haben die Forscher ihr Ziel erreicht und das arme Wesen kann für einen kleinen Krebstest hinhalten, bis es dann im Abfalleimer landet – hat wohl nicht geholfen!

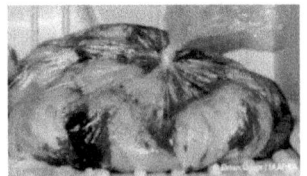

Schau ganz genau hin!

Quelle: Brian Gunn/IAAPEA

Nicht nur die Hirn- oder Krebsforschung, auch alle anderen Bereiche in der medizinischen Forschung sind von diesen Grausamkeiten begleitet. Man muss nur einmal logisch nachdenken. Wie soll beispielsweise eine Salbe gegen Verbrennungen entstehen und getestet werden? Natürlich muss dafür ein Lebewesen zunächst verbrannt werden. Dann können die Inhaltsstoffe der Salbe an diesem getestet werden.

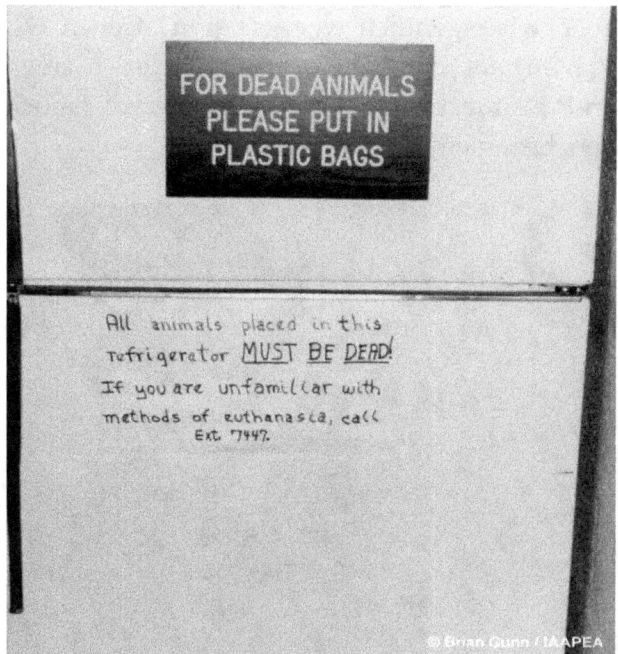

Quelle: Brian Gunn/IAAPEA
Manchmal sind die armen Wesen noch nicht einmal tot.

Vor Marktzulassungen von Medikamenten sind Tier-
versuche gesetzlich vorgeschrieben. Wie soll ein
Magenmittel getestet werden, ohne dass einem Lebe-
wesen vorher der Magen mit Säure vollgepumpt wird,
um ein anderes Beispiel zu nennen. Meinst Du, dieses
Tier empfindet keine Schmerzen? Auch Impfungen,
Gelenkoperationen und Bypass-Operationen werden an
Tieren getestet.

Was glauben wir eigentlich wer wir sind? Gehen wir
wirklich davon aus, dass wir selber nicht doch einen
sehr hohen Preis für die Grausamkeiten, die wir täglich
verursachen, bezahlen müssen?

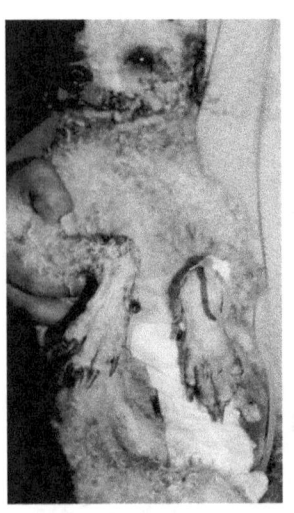
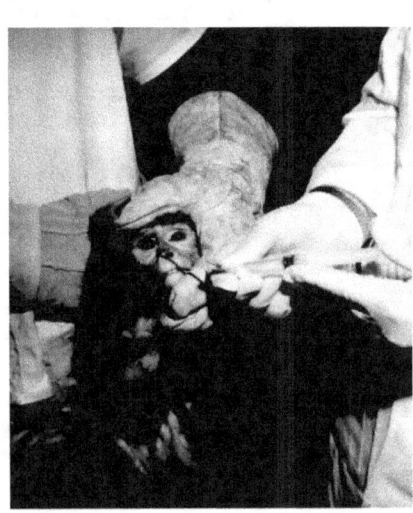

Quelle: Brian Gunn/IAAPEA

Sinnlos sind so gut wie alle Experimente. Meist sind die Ergebnisse nicht auf den Menschen übertragbar und auch die entstandenen Produkte fügen uns auf Dauer Schaden zu. Wir missbrauchen diese Tiere, nur weil wir zu bequem dafür sind, argerechter zu leben. Auf die sogenannte Grundlagenforschung will ich erst gar nicht näher zu sprechen kommen. Dort geht es um die reine Befriedigung der wissenschaftlichen Neugier des jeweiligen Forschers und die Beantwortung der Frage: „Was passiert wenn?" Du kannst Dir jetzt schon eher eine Vorstellung davon machen, was dort auf Kosten unschuldiger Lebewesen, und ganz nebenbei auch auf Kosten Deiner Steuergelder und Deiner wohlgemeinten Spenden, passiert.

Die Grausamkeiten machen leider auch nicht vor substanzfreien Experimenten halt. Andere Forschungszweige bedienen sich genauso der unschuldigen Tiere. So werden diese auch gerne in der psychologischen Forschung benutzt: „Was passiert wenn?" Ein Beispiel aus Tausenden von Experimenten ist, in einer Langzeitstudie das Sozialverhalten einer Katze zu testen, der beide Hinterbeine gelähmt wurden. Ein weiteres ist das Verhalten einer Katze zu beobachten, die von Geburt an eine Maske tragen muss, damit sie die ersten Jahre blind bleibt und die Konsequenzen daraus getestet werden können.

Ist all dies wirklich notwendig?

Wache auf und bereite diesem Wahnsinn ein Ende!
Halte Dich von all diesen Produkten fern und helfe Dir
selber, wann immer Du kannst.
Du weißt jetzt, was in Deinem Umfeld hinter Schloss
und Riegel stattfindet – auch in Deutschland, Österreich
und in der Schweiz gibt es große Tierversuchslabore.
Du entscheidest Dich ab jetzt ganz bewusst für oder
gegen die Zustände, von denen Du nun erfahren hast,
denn Du weißt jetzt worum es geht – bei jeder Tablette,
die Du einnimmst und bei jeder Salbe, die Du benutzt.
Bewusst oder unbewusst, diese uns völlig artfremde
negative Energie, andere Lebewesen auf ein Höchstmaß
zu quälen, quält auch uns selbst. Bist Du wirklich
glücklich?
Vergiss nicht, dass wir mit allem zusammenhängen und
keine getrennten Organismen sind. Bereite diesem
Wahnsinn ganz persönlich ein Ende.

Ich weiß, dass dieser Teil des Buches nicht einfach zu
schlucken war. Aber es ist niemandem damit geholfen,
in Unbewusstheit den Grausamkeiten seinen Lauf zu
lassen – auch Dir nicht. In diesem Kapitel geht es um
die Ebene des artgerechten Seelenlebens. Ein har-
monischer und friedlicher Umgang mit den Lebewesen,
mit denen wir unseren Lebensraum auf dieser Erde
teilen, hat einen tiefgehenden Einfluss auf Deinen
Frieden und Deine Gesundheit. Daher können diese

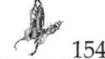

Umstände nicht bestehen bleiben, wenn Du gesund sein willst. Insbesondere solltest Du Dich von diesen Produkten fernhalten.

Realistischer Umgang mit Leben und Sterben

Wie wertvoll ist jeder Tag, den Du atmend erleben darfst.

Bist Du Dir dessen bewusst, dass Dein Leben hier und jetzt in jeder Sekunde, enden kann? Wirklich?

Meistens leben wir nicht in diesem Bewusstsein und machen uns wegen vieler Kleinigkeiten das Leben schwer. Eine alte Dame auf einer kleinen Insel sagte eines Tages ganz selbstverständlich zu mir: „Die modernen Menschen wissen einfach nicht, dass sie sterben werden!"

Der körperliche Tod ist jedoch in jeder Sekunde gegenwärtig – immer und überall. Führe Dir das vor Augen. Stelle Dir zur Übung einmal einen Tag lang vor, dass der Tod auf Deiner Schulter sitzt.

Ein anderes schönes Bild dazu, was mir einmal erzählt wurde, ist Folgendes:

Stell Dir eine richtig hohe Felsklippe vor unter der das große weite Meer tobt.

Unser Leben läuft so ab, dass wir am Lebensbeginn oben auf der Klippe stehen und herunterspringen. Der freie Fall ist unser Leben.

Jeder ist vom Moment des Herunterspringens, also vom Beginn des Lebens, dafür bestimmt, irgendwann unten tot aufzukommen.

Nun kommt der eine vielleicht früher an einem Felsvorsprung auf und stirbt ein paar Sekunden eher und der andere fällt bis ganz nach unten, ohne sich vorher den Kopf zu stoßen.

Aber wir alle kommen unten auf und landen tot im Meer. Von dem Moment an, an dem wir geboren werden, springen wir quasi dem Tod entgegen.

In unserem Alltag sind wir uns dessen selten bewusst.

Aber wir sollten es sein, anstatt mit Kleinigkeiten zu hadern, als seien sie das wichtigste der Welt. Stell Dir nur einmal bildlich vor, wie Du während des freien Falls von der Klippe mit Deinem Nachbarn über eine Lappalie streitest, der sich auch im freien Fall befindet! Der Tod ist immer da. Er ist immer ganz nah bei Dir. Höre auch ihm jeden Tag zu und werte ihn nicht ab. Bedenke stets und akzeptiere: Du kannst jeden Moment sterben, ob Zuhause oder im Auto. Du kannst stets sterben, egal wie viele Sicherheitsvorkehrungen Du zu treffen versuchst. Du hast über diese Dinge keine Kontrolle. Wenn Du Dir darüber bewusst bist, dann lebst Du Dein Leben anders.

Was ist wirklich wichtig und was ist so furchtbar ernst zu nehmen?

Denke das nächste Mal darüber nach, wenn Du Dich über etwas aufregst oder Dich in Deinen Problemen gefangen fühlst.

Der Tod wird in unserer Gesellschaft weggesperrt. Er wird ignoriert und als etwas sehr Schlimmes und Trauriges angesehen. Doch aber ist er etwas ganz Natürliches. Er gehört zum Leben, er ist Teil des Lebens. Ohne den Tod gäbe es kein Leben.
Würden Deine Zellen nicht sterben, könntest Du keine neuen bilden. Du würdest schon lange nicht mehr leben, wenn das der Fall wäre.
Wie schade, dass der Tod uns in unserer Gesellschaft so viel Angst einjagt. Wie gut wäre es, wenn wir schon als Kinder mit toten Menschen in Kontakt sein würden und lernen könnten, dass der Tod zum Leben dazu gehört und ein natürlicher Vorgang ist, an dem nichts zu fürchten ist. Zum Glück gibt es in anderen Kulturen noch andere Sitten und Methoden mit dem Tod umzugehen. In vielen Ländern bleibt der Tote beispielsweise drei Tage im Haus der Familie gebettet, bevor er beerdigt wird, damit sich die Seele des Toten und auch alle Angehörigen und Freunde verabschieden können. Auch alle Kinder haben Zugang zu ihm.
Es ist etwas „normales".
In anderen Ländern werden die Toten öffentlich verbrannt. Dort wird für uns westliche Menschen

folgender englischer Lehrspruch deutlich: „Cremation is Education", was so viel bedeutet wie bei einer Kremation zuzuschauen, ist eine Lehre. Denn dort werden wir uns darüber bewusst, dass unser Körper vergänglich ist.

Leben bedeutet stetiger Wandel.
Wenn Du in die Natur gehst, siehst Du ganz praktisch, wie die dort lebenden Organismen sterben und neue entstehen.
Vielleicht fällt uns der Tod so schwer, weil wir immer noch glauben, wir wären nicht Teil der Natur und hätten eine Sonderstellung in der Schöpfung. Vielleicht wollen wir nicht einsehen, dass wir über die Naturgesetze einfach keine Kontrolle haben können. Leben und Sterben, das ist der Rhythmus des Lebens – ein Spiel der Lebensenergien.

Ich gebe zu, dass dieses Kapitel nicht immer angenehm zu lesen war.
Lass alle Informationen noch einmal in Dich sinken. Die Ebene des artgerechten Seelenlebens ist sehr vielfältig und all ihre Aspekte sind genauso wichtig für Deine Heilung wie auch alle anderen bereits beschriebenen Ebenen.
Fassen wir dieses Kapitel noch einmal zusammen, so gilt es folgende Aspekte zu beachten:

- Selektive Auswahl von Reizen und Information
- Nährende Beziehungen und Gemeinschaft
- Positives Denken und Gedankenkontrolle
- Weniger ist mehr
- Liebevoller Umgang mit sich und anderen Lebewesen
- Realistischer Umgang mit Leben und Sterben

Habe keine Angst vor Veränderungen, die sich eventuell ereignen mögen. Die Dinge, auf die Du bisher vielleicht wert gelegt hast, mögen sich relativieren und ändern.

Du erkennst, das Leben ist im Fluss. Es ist ein Kommen und Gehen, eine ständige Erneuerung. Alles ist dabei völlig im Einklang und folgt seinem Rhythmus. Du erkennst, Du bist in der Schöpfung geborgen und bist bereit Dinge loszulassen, wenn es sein soll.

Zum Abschluss dieses Kapitels berichte ich Dir noch kurz von meinen Erfahrungen, die ich bei der Integration des artgerechten Seelenlebens in mein Leben gemacht habe:

Ich ging in den städtischen Wald ganz in der Nähe meiner Wohnung, um etwas Gymnastik in der Natur zu machen und an der frischen Luft zu sein. Auf dem Weg dorthin nahm ich das Laub in die Hände und roch daran. Ich beobachtete die Vögel und lauschte ihrem Gesang. Manchmal lehnte ich mich an einen Baum und schaute in seine Zweige. Schließlich stellte ich mich auf eine kleine Wiese an einen schönen Platz, um mit meiner Gymnastik zu beginnen. Ich sah zunächst nach rechts. Dabei fiel mir auf, dass ich Strommasten und Häuserspitzen durch die Bäume ragen sah. Dann schaute ich zur anderen Seite nach links und sah nur den Himmel zwischen den Bäumen. So einfach war das also. Ich wollte meinen Geist mit positiven Eindrücken nähren. Ich entschied mich also ganz bewusst in der nächsten Stunde den Blick auf die Bäume und den freien Himmel mit den Vögeln zu richten. Während ich meine Gymnastik machte wollte ich diese reinen Eindrücke der Natur bewusst in mich aufzunehmen. Somit drehte ich mich nach links und stellte mich dementsprechend auf, so dass ich nur Natur und keine Strommasten und Häuser sah. Ich konnte in diesem Moment zwar nicht meine Lebenssituation in der Stadt ändern, aber ich konnte tatsächlich immer noch über meine Situation entscheiden, indem ich mein Angesicht zu einer bestimmten Seite ausrichtete. So nahm ich positive und beruhigende Reize über meine Augen auf, während ich mich dehnte. Während ich meine Gymnastik ausführte, schaute ich mir gezielt die Bäume an und beobachtete wie sich die Blätter im Wind bewegten. Ich richtete meinen Blick eine lange Zeit auf das satte Grün der reinen Natur. Auch dies war eine Übung. Ich verstand, dass alles, was mein System sah und hörte, auf mich einwirkte. All die Dinge, die ich im Tagesverlauf tat und mit meinen Sinnen wahrnahm, summierten sich am

Ende des Tages und beeinflussten mein Wohlbefinden und meinen Schlaf.

Für eine gewisse Zeit war ich tagsüber sehr ausgiebig mit dem Betrachten und Kennenlernen der verschiedensten Pflanzen beschäftigt. Ich betrachtete sie ganz genau. Eines späten Abends schloss ich die Augen, um mich schlafen zu legen. Da sah ich nur noch all die schönen, bunten Blüten vor meinem inneren Auge, welche ich während des Tages gesehen hatte. Ich hatte sie in mein System aufgenommen und fiel mit diesen schönen Bildern in einen erholsamen Schlaf.

Von Tag zu Tag wurde ich mir immer mehr der Schönheit dieser Erde bewusst. Ich sah wieder klar. Sicher hatte dies auch etwas mit den anderen Ebenen der artgerechten Lebensweise zu tun, die ich nun ausübte.

Diese Schönheit um mich herum zu erblicken war jedoch ein überwältigendes Gefühl.

Mit dem Gefühl des Aufgehoben seins in der Schöpfung fing ich an mich selber mehr zu akzeptieren. Zeitgleich spürte ich, dass ich auch alle anderen Mitmenschen mehr akzeptierte und liebte. Ich wollte in jedem Menschen meinen Bruder und meine Schwester sehen. Bestanden wir nicht alle aus ein und derselben Schöpfungskraft?

Ich spürte, dass ich ab jetzt besser auf mich acht geben wollte. Nur wenn es mir gut ging, konnte ich auch andere Menschen beglücken. Der Weg dorthin konnte also nicht an mir vorbeigehen.

Ich schrieb mir Notizzettel mit positiven Affirmationen und hing sie überall dort auf, wo ich sie stets sehen würde. Ich trainierte gezielt meinen Geist.

Dazu gehörte auch, dass ich den Kontakt mit stets negativ denkenden Menschen etwas mehr vermied und generell den Austausch mit positiv denkenden Menschen suchte. Ich wusste, ich musste meinen Geist umtrainieren, um gesund zu werden. Ich musste lernen „Nein" zu sagen und trotzdem niemanden damit zu verletzen. Ich wollte weiterhin ein offenes Ohr haben und Menschen in meiner Umgebung eine Hilfe sein. Ich verstand, dass ich dies immer noch tun kann, aber nicht, wenn es mir und meiner Gesundheit dauerhaft schaden würde. Alles musste ein Maß haben.

Dieses neue Gedankengut war neu und daher zerbrechlich. Ich wollte es ausbauen und in meine Lebensweise integrieren, daher musste ich es besonders zu Beginn gut pflegen. Ich wollte nicht in alte Verhaltensweisen und Gedankenmuster fallen, sondern alle Aspekte des Lebens positiv betrachten lernen.

Auch trainierte ich mein Gehirn, indem ich ganz bewusst kreativ tätig war, zum Beispiel etwas malte oder musizierte. Ich war nicht sehr geläufig damit künstlerisch tätig zu sein, aber ich wusste, dass mein Gehirn in den letzten Jahrzehnten sehr einseitig gearbeitet hatte. Es wurde stets dort trainiert, wo es um Verstandesaktivitäten wie logischem und rationalem Denken ging. Ich wollte ganz bewusst meine andere Gehirnseite aktivieren und so begann ich damit *einfach mal etwas auszumalen. Auch fing ich damit an, ein Instrument zu lernen und in einer Gruppe mitzusingen. Natürlich musste ich mich zunächst auch dazu etwas aufraffen. Heute fühle ich mich viel ausgeglichener, wenn ich darauf achte, mein Gehirn nicht nur zum rationalen Denken zu benutzen. Ich fühle mich ganzheitlich ausbalanciert.*

Dies sind nur ein paar Eindrücke, die ich Dir hier von meinen eigenen Erlebnissen mitteile. Sicher wirst auch Du viele schöne Erfahrungen machen.

Bedenke Deine Anlagen, die Dir von der Schöpfung mitgegeben wurden und gehe unbeirrt den Weg der Dir und Deiner Art entspricht.

Du wirst Dich um Vielfaches besser fühlen und zwar jeden Tag!

Raff Dich auf! Du wirst Gewinn davontragen. Das Leben ist so schön. Das willst Du doch nicht verpassen, oder?

Du wirst so viele Klarheiten und Einsichten auf diesem Weg für Dein Leben finden. Du wirst der Liebe der Schöpfung begegnen.

Geh los und mach Dich auf den Weg.

IV. Artgerechter Lebensraum

Die letzte Ebene, die es für eine artgerechte Lebensweise zu beachten gilt, handelt davon, wie Du Deinen Lebensraum artgerechter gestalten kannst. Es werden hierbei auch ein paar praktische Dinge des Alltags beleuchtet. Integriere auch diese Informationen zusammen mit den Inhalten der anderen Ebenen in Dein Leben und gestalte es dementsprechend um.

Zunächst möchte ich noch einmal wiederholen, dass es sehr wichtig ist, sich mit den natürlichen Kräften zu verbinden.
Versuche so oft es geht die Natur zu erleben und zu spüren. Sie ist aus reiner Lebenskraft gemacht. Geh hinaus in die Natur so oft Du kannst und versuche der Stille und Ruhe, die Du dort vorfindest, zu lauschen. Verbringe allgemein viel Zeit draußen an der frischen Luft. Dein System braucht Sauerstoff und zwar viel davon. Gerade für jene von uns, die in der prallen Zivilisation leben, ist dies von großer Notwendigkeit.
Leider sind wir täglich vielen Schadstoffen und Strahlungen ausgesetzt. Bedenke nur, was alles um uns herum ist und vor allem woraus diese Dinge gemacht sind: von den Schränken und Teppichen in Deinem Haus, über die Matratze, auf der Du schläfst, die

Kleidung, die Du trägst, bis zu der Farbe an Deiner Wand. Eine Vielzahl von Geräten befinden sich um Dich herum und sind rund um die Uhr in Betrieb, seien es Telefone, Fernseher, Computer, Drucker, Kühlschränke und bedenke auch all die künstlichen Funkwellen, die uns umgeben. Versuche Dir Dein Umfeld wirklich genau anzuschauen. Womit umgibst Du Dich eigentlich täglich? Versuche gerade Zuhause etwas daran zu ändern, wenn Du kannst. Ist dies nicht möglich, dann scheint zunächst meist das einfachste Mittel zu sein, so viel wie möglich in die unverfälschte Natur zu gehen, um Dein System zu stärken und Deine Reserven wieder aufzutanken. Vielleicht kannst Du auch irgendwann einmal in einem natürlicheren Umfeld leben. Das würde ich Dir wünschen.

Bei diesen Sätzen erinnere ich mich gerne an meine Zeit in Mittelamerika. Ich schloss dort stets schnell Freundschaften mit den Einheimischen.
Einer von ihnen hatte ein Haus mitten im Dschungel. Doch er war so mit der Natur verbunden, dass er sein Bett nach draußen geschoben hatte! Er könne nicht drinnen schlafen, sagte er. Er brauche es, unter freiem Himmel zu schlafen. Ganz unbewusst und intuitiv war dieser Mensch stets auf die Lebenskräfte um sich herum sensibilisiert und schöpfte dadurch Kraft, Geborgenheit und Gesundheit.

Auch ein anderer älterer Dorfbewohner erzählte mir, dass er stets sein Wochenende im Wald verbringe. Ich erfuhr im Gespräch, dass dieser alte Herr ohne Wanderwege, einfach so querfeldein im tiefsten Dschungel die Hügel hinauf und hinunter lief, weil er es für seinen Frieden und sein Wohlbefinden brauchte. Nachts schlief er dann im Wald auf einer Plastiktüte – das einzige, was er mitnahm.

Schließlich begegnete ich noch einem Waldarbeiter und fragte ihn, ob es nicht einsam und gefährlich sei, den ganzen Tag alleine im Dschungel zu arbeiten. Ja, es sei etwas gefährlich, aber hier sei er eins mit Gott, sagte er. Hier würde er ihn spüren und mit ihm verbunden sein. Hier ginge es ihm gut. Er könne nicht ständig im Dorf sein, in den Kneipen und auf dem Marktplatz, wo seiner Ansicht nach den ganzen Tag zu viel Unsinn geredet würde und die Menschen sich betrinken würden. Das würde ihn stören und vom Spüren des Essentiellen und Wesentlichen abhalten.

Natürlich musst Du nicht so extrem leben wie diese doch sehr interessanten Zeitgenossen.

Bedenke jedoch stets die Wirkung der Natur und ihrer Kräfte auf Dein ganzes System. Du bist Natur. Vernachlässige Deine Dir ureigenen, gegebenen Bedürfnisse nicht und raffe Dich täglich auf, mit den Lebenskräften in Dir und um Dich herum in Kontakt zu treten.

Interessanterweise gestehen wir unseren geliebten Haustieren mehr zu, dass sie so artgerecht wie möglich leben können. Oft sagen wir beispielsweise, wie unwürdig es doch sei, einen großen Hund in einer kleinen Stadtwohnung zu halten. So ein Tier müsse doch viel nach draußen und brauche Raum um sich zu bewegen. Ein großer Hund gehe doch ein und leide in einer kleinen Stadtwohnung. Ich muss oft schmunzeln, wenn ich so etwas höre. Und wir? Was ist mit uns? Sind wir wirklich so anders? Leidet unser ganzer Organismus nicht genauso, wenn wir immer drinnen sind und nicht genug „Auslauf" draußen, in der Natur haben?
Wer sind wir und wie sind wir bestimmt zu leben?
Eine interessante Aussage, die ich einmal hörte, lautet: „Ein nicht argerechtes Leben zu führen ist für uns so, wie für einen Fisch der Versuch ständig auf einen Baum zu klettern."
Wann aber hast Du Zeit in die Natur gehen?
Sicher hast Du keine Zeit – Dein Leben ist voll.
Schaffe Prioritäten, schaffe Raum.
Um etwas Neues in Deinem Leben zu etablieren musst Du Dich sicherlich von anderen Dingen verabschieden. Der Tag hat eben nur 24 Stunden und Du kannst nicht alles darin unterbringen. Sei ehrlich zu Dir selber. Du kannst nicht alles auf einmal tun. Überlege Dir, was auf Dauer wirklich wichtig für Dich ist. Stelle Dein

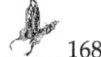

Wohlbefinden und Deine Gesundheit nicht für vorübergehende Dinge hinten an.

Wie sieht Deine Freizeitgestaltung aus? Bist Du Dir darüber bewusst, was Du in Deiner freien Zeit tust? Fühlst Du Dich gut dabei und auch danach?

Schaffe Dir ab nun mehr Zeit für Deine Heilung. Beginne damit konsequent kein Fernsehen mehr zu schauen. Fahre Deinen Internet-Konsum radikal herunter, auf vielleicht zwei Stunden pro Woche. Lies keine Zeitung oder Zeitschriften mehr und nutze die neugewonnene Zeit, um in die Natur zu gehen und diese bewusst wahrzunehmen – sei es auch nur in den Stadtpark oder den Stadtwald. Überall ist Leben. Selbst in der größten Betonwelt gibt es meist noch ein kleines Unkraut zu entdecken. Halte Dich so viel es geht im Freien auf. Mach Deinen Sport draußen und überrede Deine Freunde dazu, sich zu einem Waldspaziergang zu treffen, statt in einem Cafe zu sitzen.

Versuche ab nun in Deinem Alltag chemischen Produkten aus dem Weg zu gehen.

Frage Dich, warum Du so viel Creme, Pflegemittel oder Schminke brauchst. Wieso ist Dein Körper oder Deine Seele so sehr aus dem Gleichgewicht, dass er ohne diese nicht mehr leben kann?

Von nun an lass alle chemischen Pflegeprodukte weg. Bedenke doch all die Schadstoffe, die Du durch das

Benutzen dieser Produkte über Deine Haut in Dein gesamtes System aufnimmst. Schau Dir einmal ganz genau an, was in Deiner Seife, Deiner Zahnpasta, Deinen Deodorants und Cremes alles enthalten ist. Deine Haut ist nicht aus Plastik. Sie lebt. Sie ist Dein größtes Organ! Sie scheidet Stoffe aus. Sie nimmt aber auch Stoffe aus Deiner Umwelt auf – und das in hohem Maße. Diese gelangen in den Kreislauf Deines gesamten Systems. Sie bleiben somit nicht nur auf Deiner Haut.

Benutze ab nun keinen Lippenstift, Balsam oder irgendeine verheißungsvolle Salbe mehr. Du weißt nun, wo diese herkommen. Es ist pure Chemie, die damit in Deinen Körper gelangt. Auch ich begann damit die herkömmliche Seife einfach wegzulassen. Ich benutze kein Duschgel mehr und auch kein Shampoo. Und nein – ich fing nicht an zu stinken und bekam auch keine Läuse. Ich nahm stattdessen viel Wasser und wusch mir die Haare und den Körper mit Lava-Erde. Das ist eine Sorte von Erde, die man mit Wasser anrühren kann bis eine dickflüssige Masse entsteht. Man kann diese wunderbar statt Shampoo benutzen. Nach einigen Anwendung fühlen sich Haut und Haare toll an. Es ist ganz einfach.

Benutze auch kein Deodorant oder Parfum mehr – reine Chemie. Du wirst es jetzt vielleicht noch nicht glauben, aber Du wirst kein Deo mehr benötigen. Ich schwitzte

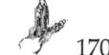

früher sehr extrem. Mit der neuen Lebensweise, vor allem mit dem Weglassen von Salz, ist auch das übermäßige, übelriechende Schwitzen weg. Ich benötige kein Deo mehr.

Glaube mir, auch Du schwitzt bald viel weniger und riechst nicht mehr unangenehm.

Bringe Dich und Deinen Organismus wieder ins Gleichgewicht und Du hast all die Produkte nicht mehr nötig. Zerstöre nicht Deinen natürlichen Hautfilm durch chemische Produkte. Kommst Du gar nicht ohne Creme aus, dann nimm biologisches Olivenöl oder Kokosöl, wenn Du das Gefühl hast, Deine Haut ist zu trocken. Bedenke auch die Natürlichkeit des Wassers, mit dem Du Dich wäschst. Gerade das heiße Duschen und Waschen trocknet die Haut ungemein aus.

Ab jetzt bade, dusche und wasche Dich nicht mehr mit heißem Wasser.

Deine Hautprobleme werden sich damit auflösen. Dusche kalt. Es ist gut für Dich. Es macht Dich stark und härtet Dich und Dein Immunsystem ab (vgl. Schatalova). Wir haben unsere Organismen mit unserer Zivilisation sehr geschwächt.

Natürlich, Du kannst und solltest Dich langsam an das kalte Duschen herantasten.

Für mich war das auch eine schwierige Umgewöhnung. Ich dachte, mein Herz bleibt stehen, als ich das kalte Wasser über

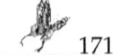

mich laufen ließ. Ich tastete mich also langsam vor und duschte jedes Mal ein kleines bisschen „weniger warm". Ich ging immer weiter mit der Temperatur herunter. Heute dusche ich gerne kalt und fühle mich danach gut und frisch. Warmes Duschen trocknet meine Haut stark aus und ich fühle mich schlapp und müde.

Interessanterweise friere ich auch weniger und fühle mich den verschiedensten Temperaturen viel besser gewappnet.

Einmal las ich etwas über die Ureinwohner Chiles. Als die Spanier dort vor einigen Jahrhunderten zum ersten Mal landeten, schrieben sie als Beobachtung auf, wie sie selbst in warmen Kleidern gehüllt um ein Feuer herum saßen, um sich aufzuwärmen, während die Ur-einwohner, die so gut wie nackt waren, in weitem Abstand vom Feuer standen und ihnen der Schweiß vor Hitze hinunterfloss.... – da wären wir also wieder bei der Gewohnheit.

Es ist wichtig, dass Deine Haut der frischen Luft und der Sonne ausgesetzt ist – und zwar am ganzen Körper, am besten ohne jegliche Kleidung. Sicher müssen wir gewisse Sitten berücksichtigen, aber es gibt Orte an denen dies möglich ist. Auch Du wirst so einen Ort finden können.

Auch sollte heutzutage die durch den Menschen veränderte Sonneneinstrahlung berücksichtigt werden. Vergiss jedoch trotzdem nicht regelmäßig Licht und

Luft an Deinen ganzen Körper zu lassen. Nimm Dich vor dem Benutzen von herkömmlicher Sonnencreme in acht. Darin befinden sich sehr viele krebserregende Inhaltsstoffe. Schau auch hier genau hin. Deine Haut ist ein Organ und keine Hauswand, die man folgenlos anschmieren kann.

Natürlich solltest Du keinen Sonnenbrand erleiden. Taste Dich also auch hier langsam vor.

Vermeide direkte Sonneneinstrahlung über einen sehr langen Zeitraum. Trage einen Hut, wenn es sich nicht vermeiden lässt. Auch die Tiere gehen in den Schatten und verbringen die meiste Zeit des Tages geschützt im Dickicht der Blätter.

Sonneneinstrahlung ist sehr wichtig für Dich, daher finde ein angemessenes Maß. Bedecke Dich mit einem Tuch und geh in den Schatten, wenn Du zuviel Sonneneinstrahlung gehabt hast und Deine Haut anfängt zu brennen. Deine Haut wird sich immer mehr daran gewöhnen, je mehr Du draußen bist. Auch wird Dir Deine Nahrungsumstellung dabei helfen und Dich auf wundersame Weise die Sonne viel besser vertragen lassen. Denke daran, dass auch unsere Affenverwandten zum größten Teil im Wald leben. Sie befinden sich somit mal in der Sonne und mal im Schatten.

Versuche keine Tabletten mehr zu schlucken. Frage Dich: „Was führe ich da für ein Leben, dass mein Körper und meine Seele dies nur mit Tabletten ertragen kann?" Ändere etwas an Deiner Lebensweise und lebe – mit klaren Sinnen und ohne Leid. Nun hast Du viele Anhaltspunkte dafür bekommen, wie Du dies umsetzen kannst.

Hast Du Zweifel ob etwas gut und gesund für Dich ist, dann frage Dich stets: „Ist es natürlich mich so zu verhalten? Was wäre, wenn es gerade keine Zivilisation gäbe? Wie würde ich mich dann verhalten?"
Geht es Dir mal nicht gut, dann frage Dich ehrlich:
„Was tat ich Unnatürliches in der letzten Zeit?"
Du wirst schnell erkennen, wo die Ursache für Dein schlechteres Befinden liegt. Damit weißt Du auch, was Du ändern kannst, um Dich besser zu fühlen, statt dem Ganzen wie früher hilflos ausgeliefert zu sein.

Ändere Deine Gewohnheiten auch, was das Reinigen Deines täglichen Umfeldes angeht. Womit putzt und spülst Du? Wie wäschst Du Deine Kleidung? Benutzt Du dafür wieder Chemie? Jeden Tag trägst Du somit Chemie auf Deiner Haut und nachts kuschelst Du Dich auf Deiner Schadstoff-Matratze in Dein wohlriechendes mit Chemie gewaschenes Kissen und atmest den Dunst

Deiner Möbel ein. Lass wenigstens das Fenster in Deinem Haus auf!

Du musst nicht dreckig herumlaufen, keine Sorge. Ich wasche meine Kleidung auch – mit Waschnüssen. Waschnüsse sind Teil einer Pflanze, die in vielen Teilen unserer Erde wachsen. Man kann sie wunderbar als Waschmittel benutzen. Ich mache dies seit Jahren und habe keine Probleme, im Gegenteil, mir geht es besser.

Achte auch auf die Putz- und Spülmittel, die Du benutzt. Wenn Du rohe und frische Nahrung isst, brauchst Du ohnehin nicht viel zu spülen. Ansonsten besorge Dir aus dem Reformhaus ein weniger aggressives Spül- und Reinigungsmittel. Bedenke, was Du sonst täglich an extra Schadstoffen aufnimmst.

Frage Dich immer, was Du den ganzen Tag automatisch tust. Meist folgst Du blind den Vorgaben der Gesellschaft, in der Du lebst und glaubst aus Angst oder Gewohnheit alles, was Dir gesagt wird, ohne es jemals zu hinterfragen. Gehe jeder Sache die Du tust auf den Grund, anstatt all das Gedankengut zu übernehmen, was andere „schlauere" Menschen Dir raten.

Bleibe immer beim Natürlichen. Dies ist oft auch das Einfachste und Simpelste.

Nimm Dich auch davor in acht von zu vielen elektronischen Geräten umgeben zu sein. Vermeide alles Künstliche, wenn Du kannst. Vermeide Klimaanlagen. Vermeide Chlor. Gehe nicht mehr in ein Schwimmbad, denn dort bist Du diesem Gift ausgesetzt.

Wie bereits gesagt, bei der natürlichen Lebensweise greift eines ins andere. Alles hängt voneinander ab und bildet ein logisches Ganzes, so wie es von der Schöpfung gemacht ist: vollkommen.

Eine gesunde Lebensweise für Dich persönlich bedeutet auch automatisch eine gesunde Lebensweise für unseren Planeten. Du verschmutzt nicht auf unnötige Weise unsere Erde und belastest sie weniger mit all den chemischen Schadstoffen. Du produzierst allgemein weniger Müll und chemische Abfallprodukte. Dadurch, dass Du Dich natürlich wäschst und Dein Umfeld auf natürliche Weise sauber hältst, gelangen keine Chemikalien mehr in unser wertvolles Wasser und auch die Flüsse und Meere werden weniger verschmutzt. Wir sind Teil der Kette – vergiss das nicht. Was einmal Teil eines Fluss und eines Meeres war, wird zu einer Wolke werden und als Regen auf Dich herunterregnen. Bedenke, dass Du all dies zum Leben brauchst: Saubere Luft, gesunder fruchtbarer Boden und sauberes Wasser. Es geht um das Wesentliche – darum, wovon Dein physisches Leben hier auf der Erde abhängt und damit natürlich auch um Deine eigene Gesundheit.

Erkenne, dass Du kein getrennter Organismus bist. Du bist im Verbund mit allem was ist. Du bist ein Teil davon, ein kleiner Ausschnitt des großen Ganzen, der mit allem zusammenhängt.

Nun hast Du die wesentlichen Ebenen der artgerechten Lebensweise kennen gelernt. Es liegt nun an Dir, die Dinge in die Tat umzusetzen. Nimm Dir dafür Zeit, mache eines nach dem anderen und wenn Du merkst, dass Du Dich besser fühlst, so sorge dafür, dabei zu bleiben.

Als ein Jahr vorüber war zog ich Bilanz. Was war passiert? Was hatte sich verändert? Ich nahm keine Tabletten mehr. Ich war nicht mehr anfällig für Krankheiten. Ich konnte mich wieder mehr bewegen und belasten als früher. Ich konnte wieder schlafen und war positiv und optimistisch gestimmt.

Die eigentliche Beschreibung über ein artgerechteres Leben ist nun hiermit weitestgehend abgeschlossen. In den nächsten Kapiteln werden noch ein paar weitere Themen besprochen, die Dir auf dem Weg zu Gesundheit und Wohlbefinden hilfreich sein können.

5. Exkurs: Innere Reinigung

Über Dein bisheriges Lebens verteilt hast Du vieles zu Dir genommen, auf das Dein Körper nicht programmiert war, sei es über Deine Nahrung oder über medizinische Maßnahmen wie Tabletten, Spritzen und Infusionen. Auch sonst nimmst Du in Deinem Alltag ständig irgendwo schädliche Substanzen in Deinen Körper auf, über das Wasser, welches Du trinkst, die Luftverschmutzung oder andere Dinge wie Chemikalien in der Körperpflege.

Es ist also ziemlich wahrscheinlich, dass sich schon einiges in Deinem Körper angesammelt hat, was ihm auf Dauer schadet. All dies trägst Du nun mit Dir herum und Deine Seele soll darin wohnen und gedeihen?

Wie ist es möglich unter solchen Voraussetzungen Wohlbefinden und Glückseligkeit zu erreichen und dazu positive Gedanken zu hegen?

Der Körper kann mit diesen artfremden Einflüssen wenig anfangen und lagert die fremden Stoffe zum größten Teil ab, bei dem einen vielleicht im Fettgewebe oder in den Gefäßen, bei dem anderen im Bindegewebe oder in den Gelenken.

Bei anderen Menschen sind Organe wie Magen und Darm betroffen, welche nichts mehr zu vertragen scheinen – insbesondere nicht solche Nahrungsmittel wie rohe Pflanzen, Obst und Salate, von denen hier gesprochen wird.

Oft hat dies etwas mit der Zusammensetzung der Darmflora zu tun. Ist diese durch eine artfremde Lebensweise nicht mehr ausreichend intakt, erleidet Dein Körper eine vorübergehende Störung. Wundere Dich also nicht, wenn Deine Nahrung nicht mehr regelgerecht verdaut werden kann.

Mit der Umstellung auf eine neue Lebensweise wird sich Dein Körper mit der Zeit erholen und wieder Lebensraum für eine symbiotische Verbindung mit den nötigen Mikroorganismen bieten, welche Du mit der artgerechten Ernährung automatisch aufnimmst.

Um wirklich Erfolg zu haben, kann Dir eine innere Reinigung hilfreich sein. Sie ist insbesondere zu Beginn ein erster wichtiger Schritt, Deinen Körper zu säubern – ihn selbst aufräumen zu lassen.

Die innere Reinigung beinhaltet hier die Durchführung des Fastens und der Darmreinigung.

Beides benötigt eventuell etwas Gewöhnung und Disziplin, aber Du wirst einen hohen Gewinn davon tragen.

Fasten

Normalerweise ist Dein Körper so gut wie immer mit der Verdauung beschäftigt. Stell Dir vor, was Du den ganzen Tag so isst. All dies muss Dein Körper bis ins kleinste Detail verarbeiten! Das bedeutet immens viel Arbeit. Das Fasten jedoch ermöglicht es Deinem System, endlich eine Pause einlegen zu können – endlich einmal Urlaub! Die nun „arbeitslosen" Zellen Deines Körpers haben mehr Zeit und fangen an sich umzuschauen. Sie beginnen damit, andere Dinge zu verarbeiten, die sie finden – sie räumen auf und Du beginnst zu entgiften.

Um eine längere Fastenkur durchzuführen, nimmst Du Dir am besten frei. Nimm Dir Urlaub und bleibe, wenn es geht, für Dich. Belaste Dich beim Fasten nicht mit übermäßigen Reizen, insbesondere nicht solche negativer Art. Du bist während des Fastens sehr sensibel und empfänglich. Nutze dies für Dich. Warte einfach ab, was mit Dir passiert! Schaue kein Fernsehen, lass den Computer und am besten auch Dein Telefon aus. Nutze das Fasten, um einmal wirklich zu Dir zu kommen. Lass Dich nicht durch übermäßige Informationen, Lärm und vermeintliche Dramen aus der Ruhe bringen.

Mache Dir während des Fastens alle paar Tage einen Einlauf. Ich komme dazu noch im nächsten Teil dieses

Kapitels. Zur Einleitung einer längeren Fastenkur esse ein bis zwei Tage vorher bereits etwas weniger, damit Du langsam und stufenweise in das Fasten hineingleitest. Auch nach dem Beenden des Fastens solltest Du es sehr langsam angehen lassen. Du wirst einige Tage benötigen, bis Du wieder mehr essen kannst – artgerechte Nahrung natürlich! Um die Fastenzeit zu beenden, esse zunächst nur etwas Obst und dann, mit der Zeit, immer etwas mehr, sonst wird es Dir und Deinem Magen nicht gut gehen. Deine Verdauungssäfte müssen zunächst wieder aus ihrem Schlaf erwachen. Bewege Dich beim Fasten stets so viel Du kannst und liege nicht im Bett herum, auch wenn Du Dich danach fühlen solltest. Das ist ganz wichtig!

Faste wenn möglich nur mit Wasser. Das bedeutet, Du wirst nichts essen und nichts anderes trinken als reines Wasser, natürlich ohne Kohlensäure. Entgifte morgens höchstens mit einem Löffel Heilerde, mehr solltest Du nicht zu Dir nehmen. Trinke Wasser, wann immer Du Durst hast. Bewege Dich viel, damit Dein Körper die Gifte herausbefördern kann, die nun aus ihm hervorschwemmen. Bewege Dich auch, damit Dein Kreislauf stabil bleibt. Gib der Sache eine Chance.

Faste nie, falls Du noch Medikamente einnehmen solltest. Diese würden in Deinem sonst leeren Körper wie eine immense Giftdosis wirken und damit Unheil anrichten. Auch nimm auf keinen Fall Salz zu Dir! Vertraue in Dich und denk daran, dass Dein Körper durchaus ein paar Tage nur von Wasser leben kann!

Führe solch eine Fastenkur ein- oder zweimal im Jahr durch und lass Dich dadurch säubern. Du putzt ja auch ab und zu Dein Haus beziehunsweise Deine Wohnung, oder? Die Dauer der Fastenkur sollte davon abhängen wie schlank Du bist. Bist Du sehr dünn, faste nur drei bis fünf Tage. Bist Du dicker, kannst Du durchaus sehr viel länger fasten.

Beginne auch damit, einen Fastentag pro Woche zu etablieren. Dies ist in der Naturheilkunde ein sehr geläufiges Vorgehen. Es ist sehr erholsam.

Es ist doch auch nicht mehr natürlich, was und wie viel wir essen, oder?

Die Schöpfung ist gütig und liebevoll und hat uns viel zu geben. Es erscheint jedoch unnatürlich, dass wir ständig essen können, was wir wollen, wann immer wir wollen und wie viel wir wollen. Wir überfordern unseren Organismus damit, da er dann ständig (ver-) arbeiten muss. In der Natur ist es so eingerichtet, dass nicht ständig Nahrung im absoluten Überfluss vorhanden ist, so dass man ganz automatisch Maß halten würde. Davon stirbt man nicht. Im Gegenteil, unser Körper fängt durch das Maß halten an, die ihm zugeführte Nahrung wieder besser zu verwerten. Ein Fastentag in der Woche, was bedeutet das? Es ist ganz leicht. Es handelt sich lediglich um 24 Stunden. Du könntest beispielsweise Montagmittags aufhören zu essen und Dienstagsmittags wieder anfangen zu essen. Nach einigen Wochen Gewohnheit wirst Du sehen, wie erholsam dies ist und es nicht mehr aus Deinem Leben missen wollen. Du fängst an Dich richtig zu entspannen. Du denkst nicht mehr so viel nach und hast auf einmal ganz viel Zeit für andere Dinge.

Ist es nicht auch interessant, dass das Fasten seit Urzeiten von allen Religionen dieser Erde als Lehre vermittelt wird? In so vielen Dingen berufen sich die Menschen auf Gott oder auf ihre Religion, sowie deren Moral und Lehre. Geht es jedoch um das Fasten, dann wird das Religionsbuch gerne geschlossen!

In diesem Buch geht es nicht um eine bestimmte Religion, sondern um Deine Gesundheit. Probiere es aus und lass Dich überraschen!

Es hat einen positiven Affekt auf Deine Gesundheit. Des Weiteren wirst Du beim Fasten spüren, wie Du innerlich rein wirst. Du wirst leer und die Schöpfung kann mit ihrer Klarheit in Dich hinein und durch Dich hindurch fließen.

Du spürst dann nur noch das Essentielle in Deinem Leben, beziehungsweise das Essentielle des Lebens. Vielleicht spürst Du auch das, woraus die Schöpfung meiner Erfahrung nach gemacht ist: Liebe.

Darmreinigung

Nun kommen wir noch kurz auf das Thema Darmreinigung zu sprechen. Das Ganze hört sich etwas unschön an und daher wird bei diesem Thema auch nicht all zu sehr ins Detail gegangen. Versprochen! Die einfachste Variante Deinem Darm eine gute Reinigung zu geben, ist die sogenannte Hydro-Kolon-Therapie. Diese erfordert ein spezielles Gerät, sowie eine professionelle Handhabung durch einen Heilpraktiker oder Naturarzt. Informiere Dich, ob diese Maßnahme in Deiner Umgebung durchgeführt wird und vergleiche verschiedene Angebote. Wenn es Dir finanziell möglich ist, nehme ein paar Sitzungen in Anspruch, wenn möglich ein Mal wöchentlich über sechs Wochen.

Günstiger, aber auch nicht ganz so gründlich, ist die Variante, sich selber einen Einlauf zu machen. Es ist wirklich nichts dabei! Du besorgst Dir in der Apotheke ein Einlaufgerät; das ist ein Plastikbehälter mit einem Schlauch daran. Den Behälter füllst Du mit gutem Wasser und stellst ihn auf eine Erhöhung. Dann kniest Du Dich hin oder legst Dich hin und lässt das Wasser in den Allerwertesten laufen. Wenn Du kannst, warte dann zunächst etwas ab. Bald wirst Du ganz automatisch wissen, was als nächstes folgt. Halte Dich also im Badezimmer auf, damit Du so schnell wie nötig, die Toilette aufsuchen kannst.

Mit ein bisschen Übung und Routine ist das Ganze schnell und reibungslos erledigt. Mache zu Beginn ruhig eine kleine Reinigungsphase, in der Du diese Prozedur des Öfteren durchführst, zum Beispiel einmal in der Woche. Im weiteren Verlauf greife ab und zu darauf zurück.

Nun erzähle ich Dir etwas über meine persönlichen Erfahrungen mit dem inneren Aufräumen. Keine Sorge, auch hierbei werde ich mehr auf das Fasten eingehen.

Als ich damit begann meine Ernährung umzustellen, ging ich zeitgleich einmal pro Woche zu einer Hydro-Colon-Anwendung. Das Ganze war mir anfangs sehr unangenehm, das gebe ich zu. Aber auch hier dachte ich mir: „Was soll's, dann spring ich eben mal wieder über meinen Schatten." Ich machte diese Anwendungen über einen Zeitraum von sechs Wochen und fühlte mich sehr gut dabei.

Zum Fasten jedoch musste ich mich schon stärker überwinden. Interessanterweise gab es immer andere, wichtige Termine in meinem Leben. Schließlich nahm ich mir einen Kalender und strich zehn Tage an, an denen ich keine „wichtigen" Termine geplant hatte und nahm mir vor, von nun an, an diesen Tagen auch keine anderen Termine mehr einzuplanen. Es sollte so sein, als wäre ich verreist. Ich plante das Fasten also als kommendes Ereignis ganz fest in mein

Leben ein und bereitete mich mental darauf vor. Ich erzählte allen davon, damit es noch realer wurde. Ich las noch etwas Literatur darüber und übte bereits vorher einige Male, mir einen Einlauf zu machen. Als der Zeitpunkt gekommen war, kaufte ich eine ausreichende Menge an gutem Quellwasser, sagte noch einmal meinen Mitmenschen Bescheid, dass ich fasten würde und dass sie meine Fastenzeit respektieren möge. Besorgte Freunde und Familienmitglieder beruhigte ich damit, in dem ich ihnen mitteilte, dass ich mich melden würde, falls etwas wäre. Ich ging recht bestimmt und entschieden mit der Sache um.

Ich aß ein bis zwei Tage etwas weniger und sorgte dafür, mich viel zu bewegen. Dann aß ich nichts mehr, außer einem Teelöffel Heilerde am morgen. Ich trank nur noch Wasser.
Ich fühlte mich seltsam. Ich wusste nicht so recht wie ich es finden sollte. Mal ging es mir blendend, mal fühlte ich mich elend. Oft war ich kurz davor, das Ganze abzubrechen. Ich wusste jedoch, dass ich in meinem Leben sehr viele Tabletten eingenommen hatte. Ich wollte meinem Körper helfen, davon zu entgiften. Dass ich dies auch tat, war eindeutig zu spüren! Es war erstaunlich und nicht immer sehr angenehm. Ich verströmte unschöne Gerüche aus allen Hautporen. Ich bekam starke Kopfschmerzen. Mir wurde übel. Ich wusste durch das Lesen von Literatur über die Technik des Fastens, dass dies Anzeichen des Entgiftens waren und nicht Merkmale des Fastens an sich. Das gab mir Hoffnung. Ich

wusste, wenn ich mich übergeben sollte, dann wäre es besser das Fasten abzubrechen und es später noch einmal zu versuchen – aber dazu kam es zum Glück nicht.

Ich machte also weiter. Ich wusste, ich musste vor allem in Bewegung bleiben, damit sich meine Symptome verbessern. Dadurch konnte mein Körper sich am besten der aus allen Ecken hervorkommenden Schadstoffe entledigen.

Wie gern aber hätte ich mich einfach nur ins Bett gelegt! Ich fühlte mich schlecht. Ich fragte ein paar Bekannte, von denen ich wusste, dass sie schon einmal gefastet hatten. Keiner von ihnen konnte mir solch eine extreme Symptomatik beschreiben. Mir wurde klar, dass ich gerade stark entgiftete und dass sich die Symptome irgendwann bessern würden. Ich hatte Vertrauen in meinen Körper und die Wunder der Schöpfung. Ich hielt ein paar schwere Momente durch und entschied mich dazu, weiter zu fasten, auch wenn all meine Mitmenschen den Kopf schüttelten. Dies war ich ja bereits gewohnt, wenn ich meine Blätter vom Baum aß! Wieder einmal sagte ich mir: „Was soll's!" Ich hatte nichts zu verlieren! Es ist mir in meinem Leben ja schon weit aus schlechter gegangen und dieses Mal hatte ich wenigstens selbst die Kontrolle über das, was ich tat – ich hatte mich ganz bewusst dazu entschieden.

Während des Fastens verstrich die Zeit sehr langsam. Ich erlangte von Tag zu Tag mehr Klarheit. Es war unbegreiflich, was ich alles spürte und was mir alles klar wurde – obwohl ich viel weniger nachdachte. Ich sah mein Leben klar und verstand es immer mehr. Ich räumte auf – in mir und in meinem Umfeld. Ich sprach Dinge aus, die mir wichtig erschienen. Ich spürte so viel Liebe. Ich begann plötzlich damit, auffallend achtsam und sorgsam mit mir umzugehen. Noch nie empfand ich so viel Liebe für mich und meinen Körper. Ich ging hinaus in die Natur und freute mich über alles, über jeden Vogel am Himmel und jedes lachende Kindergesicht. So schlecht ich mich auch zwischendurch fühlte, so klar und rein waren meine Gefühle, meine Gedanken, mein Herz und meine Seele. Ich war froh darüber und dankbar, dies erleben zu können. Ich spürte immer mehr, was ich wirklich tun und verändern wollte. Ich spürte mich immer mehr mit meinem Selbst in Kontakt und fühlte mich nicht so sehr durch andere Dinge beeinflusst und abgelenkt, die mich sonst täglich „fütterten". Ich war leer und konnte empfangen.

Ich benötigte wenig Schlaf, mein Puls schlug langsam und gleichmäßig und ich atmete stets in einer tiefen Bauch- atmung.

Nachdem ich sieben Tage lang nur Wasser zu mir genommen hatte, entschied ich mich damit aufzuhören, denn ich hatte so viel an Gewicht verloren, dass es Zeit wurde, wieder etwas zu essen. Ich wollte mir mit dem Fasten etwas Gutes tun und mir nicht schaden. Es sollte also genug sein. Ich begann ganz langsam und schrittweise wieder damit, die artgerechte Ernährungsweise aufzunehmen. Ich hatte Hunger und spürte, dass mein Körper sich nun aufbauen wollte. Doch ich konnte leider nicht viel essen! Mein Verdauungssystem hatte sich an das Fasten angepasst. Nach einigen Tagen ließ dies jedoch nach und ich konnte wieder mehr Nahrung zu mir nehmen. Alles war gut. Ich konnte wahrnehmen, dass ich mit der Wiederaufnahme von Nahrung auch wieder mehr Gedankenaktivität hatte und etwas weniger klar sah. Dennoch fühlte ich mich auch weiterhin sehr gut und konnte immer noch relativ klar sehen, denn ich aß ja stets frisch und roh. Ich vergaß jedoch nie meine Erlebnisse und Einsichten aus der Fastenzeit. Ich hatte mir vieles davon aufgeschrieben und freute mich über meine Notizen, die ich mir später mit Erstaunen durchlas.

Ein paar Monate später hatte ich wieder gut an Gewicht zugelegt und entschied mich damit zu beginnen, jeweils einen Tag pro Woche zu fasten. Die ersten Male dieser einzelnen Fastentage hatte ich wieder etwas Kopfschmerzen und Kreislaufprobleme. Diese hatten sich aber bald, nach einigen Malen, in Luft ausgelöst. Ich schien wohl schon etwas entgiftet zu haben.

Bis heute bin ich dabei geblieben einmal pro Woche für 24 Stunden zu fasten. Es ist mir mittlerweile ein Bedürfnis diesen Tag der Woche für mich zu haben. Es entspannt mich und ich komme zur Ruhe. Mein Puls schlägt dann langsamer, die Atmung wird tiefer. Ich habe viel Zeit, weil ich nichts esse. Ich denke weniger nach. Mein Körper fühlt sich leicht an und meine Muskeln entspannen sich.

Einmal im Jahr führe ich eine etwas längere Fastenperiode durch, die jedoch meist nicht länger als vier Tage dauert – das reicht für mein Gewicht aus. Mittlerweile vertrage ich auch das längere Fasten sehr gut. Ich werde jedes Mal mit mehr Klarheit und mehr Einsichten überschüttet. Ich spüre dann das Essentielle, das Wesentliche in mir, und um mich herum.

Ich weiß, dass gemäßigte Bewegung der wichtigste Schlüsselfaktor beim Fasten ist, um in Schwung zu bleiben und Wohlbefinden auch während des Fastens zu erlangen.

Die innere Reinigung ist eine Technik, die aufgrund unserer unnatürlichen Lebensumstände angewandt werden sollte. Es ist kein natürlicher Ablauf der Schöpfung. Aber da wir nun einmal nicht natürlich leben, kann es unter Umständen sehr hilfreich sein. Es ist wirklich schön zu erleben, wie man wirklich „leer" wird und die allpräsente Lebensenergie einen füllt. Sie bekommt dann nämlich endlich Raum, um sich auszudrücken und sich in Dir zu entfalten.

Es ist eine wirklich gute Technik zum Reinigen und Entgiften.

Vielleicht ist dies nicht unbedingt notwendig für sehr gesunde und bewusste Menschen.

Kranke Menschen sollten es jedoch unbedingt versuchen.

6. Exkurs: Wildpflanzen in der Praxis

Nun also werden Wildpflanzen Teil Deiner Ernährung sein. Wie gehst Du am Anfang am besten damit um? Zunächst beobachte Deine Umgebung ganz bewusst für eine gewisse Zeit. Mache Spaziergänge durch die Natur und Orte und schaue Dir die Pflanzen genau an. Auch bei alltäglichen Erledigungen in Deinem Ort oder Deiner Stadt kannst Du viele Pflanzen sehen.

Mach Dich auf eine ganz entspannte, natürliche Weise mit der Dich umgebenden Pflanzenwelt vertraut – einfach so beim Vorbeigehen. Irgendwann wirst Du bemerken, dass Du gewisse Pflanzen häufiger siehst. Du siehst sie immer wieder. Du beginnst somit langsam und schrittweise, Dir ganz automatisch die verschiedensten Pflanzen einzuprägen. Nun kannst Du mithilfe eines Kurses oder eines Buches über dieses Thema Deine ersten essbaren Pflanzen kennen und identifizieren lernen. Mit der Zeit hast Du dann schnell heraus, wo Du etwas Essbares finden kannst.

Höre auf zu denken, dass das, was selten ist und an das schwierig heranzukommen ist oder was den höchsten Preis hat, Dir am besten helfen wird.

Nicht die Pflanze aus dem hintersten Urwald, nicht das seltene Kraut, an das nur Wenige herankommen, ist

Deine Rettung. Werde aufmerksam und sei Dir darüber bewusst, dass man vielfach insbesondere an Deinem Geld interessiert ist.

Das Leben ist jedoch simpel und einfach. Meist sind es die Pflanzen in Deiner unmittelbaren Umgebung, oft sind es die sogenannten „Un-Kräuter", die Dich am besten nähren können. Das Ganze ist also nicht kompliziert, sondern sehr angenehm. Sollte das Leben nicht auch so sein?

Es ist schön zu beobachten, dass das Interesse an und die Nachfrage nach essbaren Wildpflanzen steigt. Auch die Integration eines eigenen kleinen Gemüse- und Obstgartens in das alltägliche Leben sowie die allgemeine Nachfrage nach regionalen, biologisch angebauten Produkten nimmt stetig zu.

Auch Du wirst mit der Zeit für die Pflanzenwelt sensibeler sein. Du wirst ein Gespür und Deine eigene Herangehensweise mit der Dich umgebenden Pflanzenwelt entwickeln.

Zu oft gehen wir achtlos an diesen Organismen vorbei.

So eine Pflanze ist sehr würdevoll, wenn Du sie genau betrachtest. Sie beschwert sich nicht. Sie trotzt jedem Wetter. Sie „ist" und folgt den ihr zugewiesenen Aufgaben. Sie hat Geduld und arbeitet auf intelligente Weise. Sie entscheidet sich im Winter mehr zur ruhen. Sie lässt im Frühling Blätter und Blüten wachsen. Sie hat Geduld bis ihre Samen und Früchte reifen. Darüber hinaus bietet sie Lebensraum für andere Organismen. Uns Menschen gibt sie nicht nur Nahrung, sondern sie produziert auch den Grundbaustein unseres Lebens – Sauerstoff zum Atmen.

Präge Dir als erstes die giftigen Pflanzen Deines Klimaraumes ein.

Hast Du bei einer Pflanze Zweifel, lass sie lieber stehen und esse von den Pflanzen, die Du kennst. Du kannst zu einem späteren Zeitpunkt mehr über jene Pflanzen herausfinden, bei denen Du Dir über die Essbarkeit unsicher bist.

Esse viele verschiedene Pflanzen und von jeder Pflanzenart immer nur etwas.

Esse niemals konsequent nur eine bestimmte Wildpflanze über einen langen Zeitraum.

Wenn Du eine Pflanze nicht gut oder gar nicht kennst, dann schau sie Dir zunächst ganz genau an, bevor Du sie anfasst – es könnten sich kleine Dornen an ihr befinden. Auch können sich in den Blüten Bienen oder Hummeln aufhalten, die Du sonst versehentlich in den Mund nehmen würdest.

Du hast viele Sinne – benutze sie! Es gibt gute Gründe, warum Du über sie verfügst.

Nimm ein Blatt der Pflanze, die Dich interessiert und zerreibe es zwischen Deinen Finger. Manchmal kannst

Du dann einen starken Geruch wahrnehmen. Ist dieser äußerst unangenehm, ist diese Pflanze wahrscheinlich nicht für Dich bestimmt. Bedenke, dass nicht alles, was gut riecht, auch essbar ist. Einige der schönsten, wohl riechendsten Blütenpflanzen unserer Erde sind hochgiftig. Du musst Dich zu Beginn schon ein wenig mit der Pflanzenwelt beschäftigen.

Überprüfe auch in welcher Umgebung die Pflanze wächst, die Du bedenkst zu essen. Ist sie vielleicht Teil einer Park- oder Gartenanlage, die regelmäßig mit Insektenmittel behandelt wird? Viel gespitzt wird auch auf den Feldern und an den Feldrändern. Nimm Dich auch vor Pflanzen und Blumen von Händlern in acht. Desweiteren sammele nie in der Nähe von viel befahrenen Straßen.

Natürlich ist es wunderbar, wenn Du einen eigenen Garten hast. Denke trotzdem daran, weiterhin von verschiedenen Orten und verschiedenen Böden zu essen. Somit können Deinem Körper auch jeweils andere Inhaltsstoffe zugeführt werden. Die Erde ist sicherlich nicht überall gleich beschaffen und belastet. Vom Standpunkt unserer ursprünglichen Programmierung aus betrachtet, sind wir wahrscheinlich keine Lebewesen, die dazu gemacht sind, sesshaft zu sein und unserer Nahrung nur aus einem Typ Boden zu beziehen.

Würdige die Pflanzen. Entferne nicht unnötig etwas von ihr. Töte Sie nicht, in dem Du beim Sammeln ihr ganzes Wurzelwerk mit herausreißt oder ihr das ganze Blattwerk und alle Blüten abnimmst. Nimm lieber von jeder Pflanze etwas – so kannst Du auch in Zukunft stets etwas Essbares vorfinden.

Mittlerweile gibt es sogar einige sehr gute Bücher über essbare Wildpflanzen. Beachte beim Lesen darin oder wenn du diese Dinge von einem anderen Menschen lernst, stets, dass Du Dich wirklich nur an jene Pflanzen hältst, die man roh auch wirklich essen kann. Meist wird dies in der gängigen Literatur damit ausgedrückt, dass man die Pflanze „im Salat" essen kann. Es gibt nämlich auch viele Wildpflanzen, die man nur durch Kochen essbar machen kann und die im rohen Zustand giftig sind. Sei also mit diesem Detail besonders achtsam und prüfe stets ganz genau die Essbarkeit der Pflanze.

Jedes Klima hat eine andere Vegetation. Als ich das erste Mal in andere Gebiete der Erde reiste, wusste ich, dass das Lernen auf diesem Gebiet niemals aufhören muss. Die Pflanzenwelt ist unglaublich groß und vielfältig – von den Pflanzen in den tiefsten Tropen, über die Pflanzen der kühleren Bergregionen unserer Erde, bis hin zu denen direkt vor unserer Haustür.

Bei meinen ersten Aufenthalten in einer anderen Klimazone schaute ich mich gleich nach meiner Ankunft um und erkannte: nichts – keine einzige Pflanze. Wie sollte ich nun vorgehen? Wie bereits beschrieben, entschloss ich mich dazu, meine Umgebung zunächst bewusst zu beobachten und die Pflanzenwelt um mich herum für eine gewisse Zeit einfach anzuschauen – sei es auch nur ein einfaches Registrieren ihrer Präsenz im Vorbeigehen. Damit prägte ich mir automatisch das Aussehen der gängigsten Pflanzen ein, denn ich erblickte immer die gleichen wiederkehrende Pflanzen. So zeigte sich für mich schnell, welches die üblichen Vertreter waren. Ich nutzte die Literatur über die Pflanzenwelt aus dem jeweiligen Land. War dies nicht möglich, zog ich Bücher aus einem Land mit einem ähnlichen Klima zur Rat. Als erstes prägte ich mir die giftigsten Pflanzen ein. Dann begann ich damit herauszufinden, um welche Pflanzen es sich genau handelte, die ich täglich sah. Nach der Bestimmung dieser versuchte ich noch einmal zu recherchieren, ob sie irgendwelche giftigen Eigenschaften hatten und ob manche Menschen dieser Erde diese vielleicht schon als Nahrungsquelle nutzten. Auch befragte ich Einheimische dazu. Ich musste jedoch lernen, dass nicht alles, was andere Menschen mir sagten auch stimmte. Oft sagte man mir, eine bestimmte Pflanze sei roh essbar, doch es stellte sich heraus, sie war nur im gekochten Zustand essbar.

Am besten ist es also, die Dinge, die einem gesagt werden, nicht immer zu übernehmen, sondern zu überprüfen.

Schau genau hin, bevor Du etwas anfasst. Du bist nicht das einzige Lebewesen auf dieser Erde und die Pflanzwelt bietet Lebensraum für viele Organismen. Wenn Du Dir unsicher bist, rieche vorher an der Pflanze, probiere nur etwas von ihr und warte ein paar Stunden ab. Hast Du dies dann gut vertragen, esse beim nächsten Mal vielleicht ein bisschen mehr davon.

Leider ist uns das meiste Wissen über essbare Pflanzen abhanden gekommen und wir konnten nicht von unseren Vorfahren darin eingewiesen werden. Die Gründe dafür liegen in der Geschichte unserer Kultur, aber auf dieses dunkle Kapitel möchte ich hier nicht näher eingehen.

Esse daher von unbekannteren Pflanzen immer nur ein bisschen und dafür mehr von vielen verschiedene Pflanzen. Wie gesagt, es ist stets besser, sich niemals nur von einer Wildpflanze zu ernähren.

Alle essbaren Wildpflanzen dieser Erde hier zu erläutern würde den Rahmen dieses Buches sprängen. Es gibt wie gesagt außerordentlich gute Literatur darüber.

Als Beispiel für den gemäßigten Klimaraum können Löwenzahn, Giersch (Aegopodium podagraria), Rosenblüten oder junge Lindenblätter als Leckerbissen genannt werden. Für den mediterranen Raum, also Klimazonen mit einem heißen, trockenem Sommer und einem gemäßigtem feuchtem Winter, würde ich wilden Fenchel (Foeniculum vulgare), Früchte des westlichen Erdbeerbaums (Arbutus unedo), Brombeerblätter und den Genuss von wilden Feigen empfehlen. In den tropischen Gebieten kannst Du viel aus der frischen, jungen Kokosnuss trinken und Dich ansonsten bei fast allen Hibiskuspflanzen bedienen, sowie beispielsweise die Kostwurz (Costus) und Blüten (nur die Blüten!) des Jamaica-Eisenkrauts (Stachytarpheta jamaicensis) verspeisen. Guten Appetit.

7. Und nun?

Unser Organismus ist wie das Universum sehr komplex und sollte daher nicht immer im Detail, sondern vor allem auch ganzheitlich verstanden werden. Viele Probleme, die wir mit unserer Gesundheit haben, können nicht damit gelöst werden, dass wir diese vorübergehend an Ort und Stelle flicken. Ein ganzheitlicher Ansatz muss in unserem komplexen, miteinander verwobenen System greifen, damit auch chronisch Kranke Wohlbefinden erreichen können. Was ist also die beste Medizin? Ich denke, wir müssen gerade hier umdenken und gar nicht mehr von dem Wort Medizin sprechen. Eine gesunde und artgerechte Lebensweise und damit das Vorbeugen von Krankheiten, das scheint die beste Lösung auf dieser Ebene zu sein.

Sorge ab jetzt mit einem gesunden Lebensstil dafür, dass Du erst gar nicht krank wirst. Bereite ab jetzt den Boden dafür, auch zu einem späteren Zeitpunkt Deines Lebens nicht schwer zu erkranken. So mag Dein Körper dann, wenn es soweit ist, an einem natürlichen Alterstod sterben, frei von schwerem Leid und auf ein hoffentlich schönes Leben zurückblickend. Deine Lebensenergie wird sich dann natürlicherweise dem Ende zuneigen und friedlich aus Deinem Körper entschwinden. Bis es soweit ist, genieße das Leben auf gesunde Art und Weise. Das Leben hat so viel zu bieten, vielleicht sogar mehr, als du jetzt überhaupt glauben kannst.

Stell Dich gelassen darauf ein, dass Dinge, auf die Du bisher wert gelegt hast, sich relativieren und ändern mögen.

Du erkennst, das Leben ist im Fluss – es ist ein Kommen und Gehen; ein Sterben und Wiedererneuern. Alles ist miteinander im Einklang und folgt einem bestimmten vorgegebenen Rhythmus. Du wirst spüren, dass Du von der Schöpfung gehalten wirst und bist bereit Dinge gelassen loszulassen, wenn es sein soll.

Ich erwähnte zu Beginn, dass ich vor der Entdeckung und bewussten Entscheidung ein gesünderes, natürlicheres Leben zu führen, über einen Zeitraum von mehreren Jahren mehr als 10.000 Tabletten eingenommen hatte. Noch immer erschreckt mich dieser Zustand, indem ich mich damals befand.

Was sollte mein Körper denn mit all dem anfangen, ohne einen Schaden davonzutragen?

Letztendlich kann ich natürlich nur von meinen eigenen Erfahrungen berichten.

Mit der Aufnahme einer neuen Lebensweise, die ich hier versucht habe in Kürze zu beschreiben, schaffte ich es, statt der jährlich über 1000 Tabletten, die ich sonst einnehmen musste, im ersten Jahr der Umstellung nur noch 40 davon einzunehmen. Im zweiten Jahr nach der Umstellung nahm ich nur noch ganze fünf Tabletten ein. Im dritten Jahr brauchte ich keine einzige Art von Medizin mehr und dies hat sich bis zum heutigen Zeitpunkt nicht geändert.

Nun sollte es fast genug sein von meinen Erfahrungen zu lesen.

Vielleicht ist Dein Bewusstsein angeregt. Ist dies der Fall, beginne damit das neue Gedankengut in die Praxis umzusetzen.

Wie schön lautet doch der alte Volksspruch: Es gibt nichts Gutes, außer man tut es. Trau Dich. Mach es einfach und schau was passiert. Was hast Du zu verlieren? Versuche das Vorgehen nicht gleich abzuwerten, bevor Du es nicht eine Zeitlang ausprobiert hast. Wer weiß – trotz aller Skepsis – vielleicht ist ja doch etwas dran an den Dingen, von denen Du hier erfahren hast.

Ich saß auf einer Wiese und auf einmal wich etwas, was auf meinen Augen lag. Es war so, als wenn ich bisher einen grauen Schleier auf meinen Augen trug, wahrscheinlich eine Vertrübung. Plötzlich spürte ich wie sich dieser graue Schleier lichtete und wie ein Vorhang aufging und ich meine

Umwelt und alle Farben um mich herum viel strahlender, satter und heller wahrnahm. Das Grün der Wiese und das Blau des Himmels strahlte und leuchtete in satten vollen Farbtönen. Ich war überwältigt. Ich hatte meine Umwelt noch nie so gesehen. Ich verstand, was passierte und freute mich wie noch nie über die mich umringende Schönheit, die ich nun sehen konnte.

Nachwort

Keine Lehre eines Menschen wird je perfekt sein. Wenn Du ein neues Gedankengut erfährst, bleibe also nie wegen eines Details im Zweifel stecken und verwerfe dadurch gleich alles, was Du erfahren hast. Du wirst immer etwas finden, was Dir nicht passt, was nicht perfekt ist. Das macht nichts. Schau immer auf das große Ganze, auf die Essenz, um die es geht und spüre intuitiv in Dich hinein, ob sich für Dich dort Wahrheit wiederfinden lässt.

Streite ab nun auch nicht mehr über Kleinigkeiten – das Leben ist kurz.

Versuche nicht ständig zu argumentieren und Recht haben zu wollen. Schalte diese Art des Denkens bewusst ab und strebe nach mehr Harmonie und Einheit.

Viele Lehrer und Lehren halten oft verkrampft an einer einseitigen Sichtweise fest, debattieren und argumentieren unnötig lange über ein kleines Detail. Sie beißen sich daran fest und schotten sich für eine größere Sichtweise – eine Integration – ab.

Das ist Energieverschwendung – wertvolle Lebensenergie!

Lasst uns nicht gegeneinander arbeiten, sondern miteinander. Lasst uns nicht stundenlang um kleine Details argumentieren, sondern nutzen wir die Zeit für

Besseres, für Schöneres. Es geht um ein größeres, allumfassendes Prinzip – um die Verbindung mit der allgegenwärtigen Lebensenergie, der Liebe. Dafür sollten wir uns nicht bekämpfen und auf unser Recht pochen, sondern versuchen an einem Strang zu ziehen, damit mehr Bewusstsein, Frieden und Gesundheit den Lebewesen dieser Erde wiederfährt. Lasst uns wieder Zugang zu unserer wahren Natur finden und unserem Potential, das darin steckt. Dabei geht es nicht darum wie ein Wilder zu leben, sondern sich einfach etwas artgerechter zu verhalten.

Ich denke, dass dies nur ein erster Schritt ist, der uns dazu verhelfen wird, wieder mit der Schöpfung in Verbindung zu sein. Von dort aus werden wir auf weiterführende Wege geführt werden – Wege, die uns bisher noch unbekannt sind. Vielleicht werden wir durch den Zugang zu den Schöpfungskräften auch lernen, auf bestimmte Art und Weisen zu „denken", zu „spüren" und zu „handeln", die anders als bisher und uns noch unbekannt sind. Lasst uns daher auch stets neugierig und offen für Bewusstseinssprünge sein, die in naher Zukunft vielleicht noch kommen mögen.

Ich glaube daran.

Ludwig Anderson,
geschrieben im Oktober 2013

Literatur

Konz, Franz: *Der grosse Gesunheits-Konz*. Universitas Verlag, 2001.

Blancke, Rolf: *Farbatlas Pflanzen der Karibik und Mittelamerikas*. Ulmer Verlag, 1999.

Bund für Gesundheit e.V.: *Natürlich leben*. Laufende Zeitschrift.

Byrne, Rhonda: *The Secret – Das Geheimnis*. Arkana Verlag, 2007.

Castenada, Carlos: *Diverse Bücher*. Fischer Verlag.

Chopra, Deepak: *Das Buch der Geheimnisse*. Goldmann Verlag, 2008.

Dreyer, Eva-Maria: *Essbare Wildpflanzen Europas*. Kosmos Verlag, 2010.

Dreyer, Eva-Maria: *Essbare Wildkräuter und ihre giftigen Doppelgänger*. Kosmos Verlag, 2. Auflage, 2011.

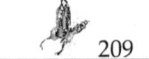
Fleischhauer, Steffen et al.: *Essbare Wildpflanzen*. AT Verlag, 2007.

Hay, Louis: *You can heal your life*. Hay House, 1984.

Martin, F. et al.: *Edible Leaves of the Tropics*. Echo, 1998.

McDougall, Christopher: *Born to run*. Blessing Verlag, 2010.

Merrill, Elmer D.: *Emergency food plants and poisonous plants of the islands of the pacific*. United States. War Dept., 1923.

Schatalova, Galina: *Wir fressen uns zu Tode*. Goldmann Verlag, 2002.

Schneider, Maren: *Stressfrei durch Meditation*. Droemer/Knaur Verlag, 2012.

Thoreau, Henry D.: *Walden*. Diverse Verläge. Originalausgabe von 1854.

Rothkranz, Markus: *Heile dich selbst*. Hans Nietsch Verlag, 2010.

Ruiz, Don Miguel: *Die vier Versprechen*. Ullstein Verlag, 2004.

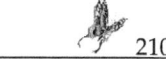

Walsch, Neale D.: *Gespräche mit Gott*. Goldmann Verlag, 1997.
Zuchowski, Willow: *Tropical plants of Costa Rica: A guide to native and extic flora*. Zona Tropical Verlag, 2007.

Datenbank "Plants for a future": www.pfaf.org

Bund für Gesundheit e.V: Information und Beratung

Copyright © Ludwig Anderson 2013
ludwig.anderson@outlook.com

Natürlich bin ich gesund / Ludwig Anderson –
1. Auflage

ISBN-13: 978-1500617240
Herausgeber: Stefanie Nicole Gogol, Lechenicherstr. 16
50937 Köln

Printed by Amazon Distribution Gmbh